进退两难

STUCK

疫苗流言从何而起　又为何驱之不散

How Vaccine Rumors Start — and Why They Don't Go Away

原著　[英] Heidi J. Larson

主译　高峥荣　崔樱子

主审　高　福　孙业平

中国科学技术出版社

·北　京·

图书在版编目（CIP）数据

进退两难：疫苗流言从何而起又为何驱之不散 /（英）海蒂·J. 拉森 (Heidi J. Larson) 原著；高峥荣，崔樱子主译 . — 北京：中国科学技术出版社，2022.6

书名原文：Stuck: How Vaccine Rumors Start — and Why They Don't Go Away

ISBN 978-7-5046-9465-2

Ⅰ . ①进… Ⅱ . ①海… ②高… ③崔… Ⅲ . ①疫苗—普及读物 Ⅳ . ① R979.9-49

中国版本图书馆 CIP 数据核字 (2022) 第 037006 号

著作权合同登记号：01-2022-0727

策划编辑	韩　翔　焦健姿
责任编辑	黄维佳　史慧勤
装帧设计	佳木水轩
责任印制	徐　飞

出　　版	中国科学技术出版社
发　　行	中国科学技术出版社有限公司发行部
地　　址	北京市海淀区中关村南大街 16 号
邮　　编	100081
发行电话	010-62173865
传　　真	010-62179148
网　　址	http://www.cspbooks.com.cn

开　　本	889mm×1194mm　1/32
字　　数	140 千字
印　　张	10.5
版　　次	2022 年 6 月第 1 版
印　　次	2022 年 6 月第 1 次印刷
印　　刷	天津翔远印刷有限公司
书　　号	ISBN 978-7-5046-9465-2 / R·2837
定　　价	98.00 元

版权声明

疫苗流言从何而起
又为何驱之不散

　　当下的这个时代，是人类思想观念发生转变的关键时刻之一。

　　这种转变的基础有两个要素。其一是破除文化植根的土壤，包括宗教、政治和社会信仰。二是现代科学和工业发现的结果，创造了崭新的生存和思想条件。

　　过去的思想虽然被摧毁近半，但余威犹在，而取代它们的新思想仍在萌芽中。这就意味着，现在正处于一个过渡和混沌的时期。

——古斯塔夫·勒庞（Gustave Le Bon）

《乌合之众：大众心理研究》（1896）

内容提要

　　根据不同地区的历史实例，本书讲述了有关疫苗流言的产生、散布方式，以及流言如何引发了全球抵制疫苗的浪潮，并调查了影响人们对疫苗态度的社会、心理、政治、历史和文化因素。书中结尾处，拉森教授提出，当今我们所享受的高质量生活，在一定程度上是依赖于疫苗的，而当面临新的传染病和社会挑战时，需要我们在滞涸穷路中披荆斩棘，建立信任，开启一个崭新的未来。希望通过本书与更多读者分享公共卫生工作者面临的困境，破除"疫苗犹豫"（vaccine hesitancy），从而建立公众对疫苗的信任，加快构建"群体免疫"屏障，挽救更多生命。

中文版序

　　2019 年年末至 2020 年年初，新冠肺炎疫情汹汹来袭，继而以星火燎原之势扩散，席卷全球，成为继 1918 年流感大流行一个世纪后人类面临的又一场大挑战——新冠肺炎大流行。即便时至今日，在我们与病毒"交锋"两年多后，新冠肺炎在全球的感染人数仍以每天数百万计的数量增长。两年，于浩荡的人类文明发展史，可谓太仓稊米、大海浮萍，而确是这样的两年，巨大的变革，盘根错节、无孔不入地影响着广至全球化进程，细至百姓民生的每一个角落……

　　多年来，我认为科学普及工作十分重要，所以一直做着些许力所能及的工作。2018 年，我和刘欢教授写了一本科普书——《流感病毒：躲也躲不过的敌人》，讲述了人类与病毒之间如同"猫和老鼠"的游戏关系，以及人类在与病原微生物"较量"中推动科技进步、社会文明进程中的各种故事，旨在提升民众对科学的理解，破除认知的"脑雾"，更能了解病毒的出现是不可避免的大概率"灰犀牛事件"，人类需要认真对待。2019 年，我组织翻译了伦敦卫生与热带病学院院长、美国医学科学院院士、比利时皇家医学科学院院士、联合国艾滋病规划署创始执行主任彼得·皮奥特（Peter Piot）的著作《时不我待》（*No Time to Lose*），书中讲述了我这位好朋友、"战地"英雄追踪致命病毒的精彩人生，重点介绍了埃博拉病毒和艾滋病毒两种病毒。皮奥特教授一直勇立于全球抗击传染病的最前线，与病毒殊死博弈。而皮奥特教授和如琴瑟的伴侣，也是与他并肩的"战友"海蒂·J. 拉森（Heidi J. Larson），则长期致力于从另一个方面"对战"病毒——长期在公共卫生与疾病防控相关的国际组织任职，她主持推行"疫苗信任计划"已十年之久。拉森教授对疫苗推广事业的全情投入令我由衷敬佩。在《时不我待》译本的校对阶段，我得知拉森教授撰著的有关"疫苗犹豫"的《进退两难》（*STUCK*）一书即将面世，遂即期待与这样的"病毒斗士"家庭再次联袂合作。借此，希望与更多读者分享公共卫生工作者面临的困境，破除"疫苗犹豫"，从而建立公众对疫苗的信任，加快构建"群体免疫"屏障，挽救更多生命。

"芴漠无形，变化无常。"新冠肺炎疫情带给全球的冲击超乎想象，甚至就连我们的"战地"英雄皮奥特教授，也在这一波"枪林弹雨"中不幸中招，然后幸运地从ICU走出来，成为一名新冠肺炎康复者。新冠肺炎疫情让全球化产业链按下了"急停键"，同时催生了一个全新的时代，人们的生活、工作方式都随着"封城令""居家令"的推行而改变。特别是在疫情的初期阶段，中国政府及医务工作者在极短的时间内，将防控的重点集中于非药物干预措施（Non-Pharmaceutical Intervention, NPI），推行戴口罩、勤洗手、保持社交距离的"三大件"（暂且借用20世纪六七十年代国人生活奢侈品自行车、手表、缝纫机的"三大件"之名）或"3W"原则（wearing the mask, washing the hands, watching the distance），这套"组合拳"强有力地预防了病毒的感染与传染，遏制了病毒的传播，并为此后疫苗的科学研发与特效药物的使用赢得了缓冲时间。我国的科学家自疫情暴发以来，争分夺秒，迅速开展了多项重要工作，从对病毒全序列的测定，到病毒的分离、检测、实验动物模型的建立、流行病学主要参数（如潜伏期、传播途径等）的确定，并及时与世界分享数据，向世界全面展示了"中国速度""中国胸怀"与"世界责任"。

我们回顾以往应对疾病大流行的经验，社会想要在疫情发生时保持常态，疫苗的作用不可小觑。天花曾在人类史上肆虐了三千年，直至1980年，世界卫生组织才宣布人类成功消灭了天花，正是人类主动利用疫苗免疫，形成免疫屏障，达到群体免疫，才最终消灭了天花。这是一个非常成功的案例。此外，脊髓灰质炎、百日咳、白喉、麻疹、乙型肝炎、甲型肝炎、乙型脑炎等传染病，都是依靠疫苗的广泛接种而得到控制的。目前，脊髓灰质炎在国内已经消除。如今，人们对疫苗的研制与理解有了更丰富的手段。截至 2022 年 4 月 22 日，全球共有 153 种新冠肺炎疫苗进入了临床试验研究，196 种疫苗正在进行临床前研究。在我国，疫苗研发更是呈"饱和式"状态，这更加凸显了我国政府、科学家与企业的社会责任心。在全球 33 种已获批临床使用的新冠肺炎疫苗中，7 种由我国科学家研发，涵盖了 3 条技术路线（灭活疫苗、腺病毒载体疫苗、蛋白亚单位疫苗）。全球累计接种超过 116 亿次，其中我国累计接种已超过 33.5 亿次，接种率已超过 90%。但遗憾的是，在全球科学家致力研发疫苗的同时，反对疫苗的呼声仍未消退。"疫苗阴谋论"的滋生，溯源问题"政治化"，各种流言蜚语在信息爆炸的时代以空前的速度传播，使得疫苗接种速度明显下降，要想达到"群体免疫"仍需很大努力，这也令结束新冠肺炎大流行的进程停滞不前。

拉森教授的书名是"*STUCK*"，就是"进退两难"之意，想要打破这一境况，需要的是科学，是科学帮助我们找到问题的答案，寻找证据，用实验检验新想法，借此了解世间万物运行的原理，当然这万物也包括病毒，同样还包括"信息病毒"。社交媒体时代，"信息病毒"常会引发信息流行病（information epidemic 或 infodemic）。一定程度上，正是幕后黑手"信息病毒"操控了"疫苗犹豫"，阻碍了疫苗的接种和传染病的防控。为此我还与美国顶级传染病专家安东尼·S. 福奇（Anthony S. Fauci）博士交流过，我们有着强烈的共鸣，认为这是当今人类共同面对的挑战，并一致认为应该将引发信息流行病的"病原"命名为"信息（病）毒"（inforus）。

著者拉森教授在书中细述了疫苗流言的产生、散布方式，以及流言如何引发了全球抵制疫苗的浪潮，并调查了影响人们对疫苗态度的社会、心理、政治、历史和文化因素。随着社交媒体的日益可视化，高度情绪化的视频战胜了略显枯燥乏味的科学事实。贯穿本书的一个关键主题就是层出不穷的流言，它们从何而起又为何驱之不散。让我们一起，认真听听拉森教授的解读。

拉森教授首先提出了对流言的思考，认为流言是一种集体（群体）解决问题的方式，它通过分享不断演变的、尚未确定的信息并收集他人的观点来应对不确定性。在"未知"的土壤中，流言四起，可能是无意而为，也可能是蓄意为之，但两者无疑都将支配群体的恐惧与偏见。著者提出了公众在疫苗抉择时的切身感受也可能带来负面影响，他们需要被理解、被倾听、被赋予选择权，以及被保护尊严，若想恢复社会常态，亟须建立与公众的信任合作关系。拉森教授还重点探讨了风险与决策，由于多种不确定因素的存在，导致人们在风险与收益的决策中踌躇。同时，拉森教授还深入分析了疫苗抵制情绪背后的其他原因，这些可能是长期以来根深蒂固的分歧所在，因此与疫苗本身无关。情感传递和信仰的力量是本书的另一主题，许多人坚信大自然的力量足以抵御疾病，因而质疑疫苗的特定成分或实施目的，他们推崇（自然）顺势疗法，却忽视了疫苗在人类文明进程中的巨大作用。书中的最后一章，总结了以往应对疾病大流行的经验，并呼吁迫切需要为下一次大规模流行病做好准备。书中结尾处，拉森教授提出，当今我们所享受的高质量生活，在一定程度上是依赖于疫苗的，而当面临新的传染病和社会挑战时，需要我们披荆斩棘，破除"滞涸"，建立信任，开启一个崭新的未来。

在全球新冠肺炎大流行的背景下，我们面对的不仅是病毒，还有伦理、道德，以及人类的善恶与文明进程。当这些复杂问题掺杂到一起，认知水平不一的焦虑者，很可能会通过流言来掩耳盗铃。流言真假难辨的原因是它将正确信息（information）和错误信息（misinformation）、虚假信息（disinformation）、恶意信息（malinformation）混杂到一起，看似不无道理，实则蛊惑大众。在整个抗疫过程中，我认为最难对付的不仅是新冠病毒，更可怕的是信息病毒。它们利用公众的知识盲区，进行快速填充。但是科学结论的论证是需要时间的，其速度远比不上网络传播的信息病毒。困难的是，当大脑被信息病毒攻占之后，再去重新装填，又要大费一番周折。信息病毒的传播最终卡住的不是人们的脖子，而是人们的大脑。"卡脑子"问题远比"卡脖子"问题更难解决。

对抗病毒我们总结的经验是"求真务实"。就是科学求真、公众理解支持、行政务实决策，正所谓科学求真、行政务实。希望通过本书的介绍，解救更多"涸辙之鱼"，不再身陷"疫苗犹豫"的泥淖中停滞，而用科学的手段对抗新冠病毒、信息病毒，甚至"X"病毒（病原）。人类文明的发展需要进步，作为科研工作者，我们理应肩负起开拓荒土的责任，破除桎梏，披荆斩棘，奋勇前进。

2022 年 4 月 23 日

原书前言

2020 年 1 月 28 日，这本书的终稿从出版社的编辑部进入出版印刷阶段。两天后，世界卫生组织宣布，在中国武汉悄然暴发的新型冠状病毒感染导致的肺炎疫情已成为"国际关注的突发公共卫生事件"（PHEIC）。截至 2020 年 1 月 30 日，中国确诊病例 7000 余例，疑似病例 1.2 万例，死亡 170 人，新冠病毒已扩散至 18 个国家。

至 2020 年 5 月初，这一病毒蔓延至全球，已有超过 350 万人感染，并导致近 25 万人死亡。然而，对一些地区来说，这仅仅是个开始。

从许多方面来讲，我很庆幸能够在新冠肺炎疫情肆虐之前完成这本书。如果我最后几个月的写作被新冠肺炎疫情笼罩，我就难以避免将本次大流行的经历写进本书，它正以这种无孔不入的方式渗透和颠覆个体及群体的生活、政治、经济、民生、教育、体育，甚至是关于气候变化的争论，这是一个具有讽刺意味的积极转折。随着全球航空旅行的几近停滞，它让世界看到了该如何找回蔚蓝的天空。

但是，如果真是这样的话，它将会改变本书所表达的思想，即无数（新冠肺炎疫情之前）社会、技术和政治的影响和这些影响所代表的事物已改变了公众与疫苗的关系。本书是关于一个时代的缩影。在这个时代，疫苗一方面被公众接受，变得像刷牙一样平常；另一方面，疫苗中的每一种成分都会受到公众的质疑与争论。

虽然本书主要聚焦于疫苗的演变历程及其背后的推动力，但是当我居住在封锁中的伦敦，重读书中的章节，观察着世界各国采取不同方式管理应对新冠肺炎大流行，猛然发现，我们在管控、平复一个"国际关注的突发公共卫生事件"，并重建一个新的方式，与书中的主旨如出一辙。这着实让我大吃一惊。

本书开篇便是关于流言的反思。流言是一种集体解决问题的方式，它通过分享不断演变的、尚未确定的信息并收集他人的观点来应对不确定性。流言在不确定的环境下盛行，无论这种不确定是关于一种新疫苗、不熟悉的疾病暴发，还是更具毁灭性的事件，如战争、自然灾害或疾病大流行。尽管恶意的、蓄意破坏的流言与虚假信息一直是媒体关注的焦点，但流言同样可以承载重要的新信息，特别是在一种新的形势发展起来的情况下，如一种新型冠状病毒发生大流行时。在有意伤害他人的流言与看似模棱两可但可能无价的流言之间，如何把握好这条微妙的界限，对于急切想要控制舆论的人们尤其棘手，特别是在紧急情况下。我们已经看到了形形色色的领导者，他们中有人鼓吹未经证实的信息（譬如，漂白剂可以治疗疾病），有人压制有关病毒传播的关键信息。他们试图让公众冷静下来，并发出"保持冷静，继续前进"或"一切尽在掌握"的信号。信息压制在许多国家都非常普遍。

贯穿全书的一个关键主题是层出不穷的流言，到底是什么点燃了它们，它们为何像传染性病毒一样传播，以及如何才能使它们休眠，直到它们找到新的沃土重新出现。关于"清洗"处理和5G技术导致新冠肺炎的"阴谋论"流言，在如今的背景下并不新奇，它们不过是找到新机会并再次蓬勃发展的旧流言。2003年，新的3G技术被怀疑引发SARS。2009年，新的流言称，升级后的4G技术引发了猪流感。尽管各个国家和国际机构纷纷发表声明，称病毒无法通过无线电波和移动网络传播，但流言仍然存在。同样，人们还会冒险使用漂白剂治疗自闭症、癌症甚至新冠病毒。

尊严问题、不信任感、没有话语权，感觉被那些对公众需求和关注漠不关心的领导们所控制，是导致疫苗犹豫的原因之一，这些同样是本书想要阐述的，因为这与一些公众在疫情期间感觉被控制的经历产生了共鸣。一些人在接到"在家工作"的指示时感到被忽视，这似乎没有考虑到很大一部分人的工作场所不能转移。尊严问题，伴随着世界各地针对海外华人和东亚人社区的种族主义情绪、侮辱甚至人身攻击等问题，从多种方面日趋严重。这种情况在华语社区内部纷纷上演，那里充斥着针对来自中国（病毒首先被发现的国家）的人群的负面情绪。虽然有些情绪是出于对感染病毒的焦虑和恐惧，这在未知的疾病暴发中并不罕见，但在某些情况下，被感染的风险成为发掘和表达已经发酵的"反他"情绪和不满的一种借口。这些经历将长期存在于个人和群体记忆中，并可能破坏公众对新冠肺炎疫苗或其他"恢复社会常态"手段的信心和所需的社会合作。

接下来介绍了有关风险的内容，讲的是人们在不确定性和偶然性的背景下如何做出决策。本书主要讲述对疫苗决策的多层面影响。新冠肺炎疫情裹挟着巨大的不确定性和风险，目前还没有可用的疫苗，唯一的预防方式是隔离、保持社交距离和勤洗手。科学认知一直在深入，人们对这种病毒每天都有进一步的了解。发送给临床医生和公众的指导一直来源于实践中的摸索及学习，有时混乱的信息被传送给已经满心焦虑的大众。与许多危机一样，无论是天灾还是人祸，多种风险往往汇集在一起。除了病毒本身造成的巨大健康和生命损失外，随之而来的全球经济危机更会带来其他生存风险。归根结底，在新冠肺炎的背景下，政治家和公众在做出决策时都需要权衡多种风险。一些人可能接受新冠肺炎疫苗，不是因为它对健康的作用收益大于风险，而是因为接种疫苗让他们可以顺利重返工作岗位。

"各执己见"及围绕选择和言论自由的抗议活动是本书关注的另一主题。这在政府提倡的与新冠肺炎相关的封锁、隔离和扩大社交距离的背景下，再次产生了深刻的共鸣。自由主义驱使的 19 世纪早期反对强制天花疫苗接种的示威游行，以及当代反对疫苗的叛乱，一定程度上与在美国多个城市推动反对封锁的抗议活动情绪相似。而在世界的其他地区，如印度，愤怒的抗议在一定程度上是为了生存的呼喊，因为封城切断了外来打工人员的生命线，饥饿成为比疾病更大的难题。在其他国家，过去谋求社会变革和自由的抗议活动被包装成反对政府、限制新冠肺炎传播的反抗活动。正如书中介绍一样，抵制疫苗被认为是由更加强烈的不满情绪驱动的，政府以新冠肺炎的名义实行控制，可能会激发民众对国家根深蒂固的不满。正如《连线》（*WIRED*）期刊中一篇题为"反隔离抗议与新冠肺炎无关"的文章所总结的那样，从持枪权到移民、医疗自由和堕胎，这些问题才是分歧的真正根源。

情感传递和信仰的力量也是本书的主题之一，特别是它们关系到对疫苗感到焦虑的公众与那些寻求更"自然"的替代品来建立免疫系统的人。在新冠肺炎疫情的背景下，公众的反应主要是恐慌性消费，从口罩、洗手液到卫生纸和主食。在没有获得有效治疗方法或疫苗的情况下，替代疗法和预防药剂蓬勃发展。从在非洲一些国家包装并分发的"有机"草药制剂，到吃大蒜和服用补品作为顺势疗法，人们声称这些可以帮助免疫系统来抵御新冠病毒的感染。

本书的最后则针对疾病大流行和公众，反思了以往应对疾病大流行的经验，并呼吁迫切需要为下一次大规模流行病做好准备。

幸运的是，2009 年 H1N1 流感大流行的致死率远低于预期。但是，如果世界在应对下一场高风险疫情时，对疫苗的接受程度仍与应对 H1N1 时相同，我们可能就不会那么幸运了。当下，不仅应该剖析问题，更应该付诸行动，在下一次疾病大流行之前，建立公众信任，并树立公共卫生界的威信。

"下一次疾病大流行"已经到来。我们（目前）还没有疫苗，这意味着我们还有时间进行准备，建立所需的信任。公众保持社会隔离，并承担关闭工作场所及学校、暂停旅行等经济和心理成本，同时也检验了公众与公共卫生界的合作能力。这是一个充满焦虑、饱含创造力，也不乏同情、耐心、急躁、恐惧和希望的时代，这对接受新冠肺炎疫苗的意愿有何影响尚不清楚。这取决于在这场危机中你生活在哪儿，你的社区和国家如何对待你，你觉得你可以信任谁，你是否足够接近被病毒几近夺取生命的人，从而认清它的风险，以及我们是否在病毒仍未消退时就可以研发出有效的疫苗。

我们还不知将如何走出这场危机，从而化险为夷。或许我们的思想已经受到了足够的影响，使我们能够从旧的思维模式中走出来，从而能坦然面对一个崭新的未来。

或许如此。

海蒂·J.拉森（Heidi J. Larson）

2020 年 5 月 12 日

目　录

引 言
Introduction

那是印度的冬天。在新德里，我坐在一辆装饰着圣牛和克里希纳①的出租车上，去见在卫生部工作的同事。我们遇上了堵车，刺耳的喇叭声不耐烦地响个不停。雾霾笼罩，因而难以通过深呼吸来保持冷静。我望向窗外，发现了智慧之光，印度电影闻名的时刻之一。路边有一个半弯的牌子，白色的背景板上用红色大字写着"不是你受困于交通堵塞，而是你造成了交通堵塞"。

这句话一直镌刻在我的脑海里。它指引我认识自己所处的环境，或作为个体，或作为群体。不是我们被包围、被影响，相反，我们本身就是这种"进

_____

① 译者注：印度教之神。

退两难"状态的创造者。观点、语言和切身经历的差异导致了科学家与非科学家之间的紧张关系，这种关系同样存在于那些观察交通流量、计算车辆、研究模式并提示规则的人，与那些困在交通堵塞中，感到沮丧、陷入困境、没有话语权的人们之间。正是这种动态的关系，驱使疫苗异议网络全球化。

从某种程度上说，医学和科学的力量都期望旧的规则和等级制度能够坚守阵地。而公众情绪高涨，新的参与规则正在权威机构之外被重新制订，新的关系正在建立，"证据"的新概念逐渐站稳脚跟。公众正在用谷歌（Google）和触手可及的社交媒体做他们自己的研究，并不断扩大志同道合者的网络来固化他们的信仰、情感和焦虑。

撰写本书的素材大多源自我近 20 年来的研究和个人经历，包括一些我不得不对之质疑的曾经的假设。作为一个人类学家，我曾在一些世界上最贫穷的国家中工作和生活。但我没有想到，再回到美国和欧洲，能见证一场悄然兴起的怀疑论海啸——人们对现代历史上进行过试验，且被证明真实有效并能挽救生命的卫生健康干预措施的怀疑。究竟发生了什么？我们早已创造了一个离不开疫苗的世界，并理所当然地认为疫苗像刷牙一样平常，对公众而言，是一个由来已久的公约；但是，我们是如何发现自己陷入这样一种境地的呢？

在疫苗史上，并非没有对疫苗的质疑与不信任，甚至有时还会爆发出愤怒和抵抗的事件。第一个反疫苗联盟成立于 19 世纪 50 年代中期，当时英国强烈反对一项强制接种天花疫苗的法律。我竭力翻阅了伦敦档案馆里那些破旧不堪的反疫苗宣传册，里面充满了对疫苗的抵触情绪——"这是非自然的""这是反对上帝计划的""这限制了我们的自由和权利"。这与今天仍能听到的一些情绪别无二致。在同一个书架上，我还找到了爱德华·詹纳（Edward Jenner）的《天花疫苗接种》（1798 年出版的第 1 版），这本书原本的主人甚至在描述疫苗预防机制的空白处愤怒地写下了"无稽之谈 !!"的评论。

此外，早在社交媒体出现之前，印刷制品和广播媒体就在助力放大有关疫苗的流言和风险。1974年，英国发表了一篇文章，其作者报道了 36 名儿童在接种白喉、百日咳和破伤风（diphtheria, pertussis, and tetanus，DPT）联合疫苗（百白破疫苗）① 后出现了神经系统并发症 [1]。这一风险很快在电视媒体和主流报刊上广泛报道，引发了公众对疫苗的恐惧，并动员成立了"疫苗损伤儿童父母协会"。在英国，疫苗覆盖率显著下降，从 1974 年的 81% 下降至 1980

① 译者注：白喉、破伤风和百日咳是潜在的严重细菌疾病，儿童和成人可以通过接种疫苗安全预防。此处"百白破（DPT）疫苗"的免疫接种对象为幼儿。后文中"百白破（Tdap）疫苗"接种对象为青少年及成人。

年的 31% [2]，截至 1979 年，造成超过 10 万例的百日咳病例激增，甚至有 36 名儿童死亡 [3]。该疫苗被重新评估，诸多研究调查了报道中提到的不良反应，并最终被认为是安全的，且有必要继续投入使用，但公众的焦虑仍未消退。

对疫苗的恐慌也扩散到了美国，20 世纪 80 年代初的电视纪录片《百白破：疫苗轮盘赌》(*DPT: vaccine Roulette*) 和《黑夜一击》(*Shot in the Dark*) 再次放大了人们对疫苗的恐慌，导致疫苗的接种率降低。在俄罗斯，对百白破 (DPT) 疫苗的部分担忧是由反政府情绪引发的 [4]，这也导致百白破 (DPT) 疫苗的接种率下降了 30%。

不愿或拒绝接种疫苗并不是什么新鲜事，但如今人们对病毒的疑虑通过舆论以空前的速度和范围传播，并有更多的疫苗和联合疫苗受到质疑。"推特"(Twitter) 或"脸书"(Facebook) 已成为超级传播者，虽然它们是促进积极变革的一种资源，但如今它们也成为政客、名人和其他主播的平台，同时灌输着不同的观点、质疑，或有时蓄意传播有关疫苗的错误信息 [5, 6]。信息平台背后的数据算法放大了各种观点的尺度和倾向性，各种在线翻译工具的翻译常会遗漏细微差别，所造成的含义缺失，最终转化为公众的恐慌。

在撰写这本书的过程中，越来越多的人指出，科技公司及其信息数据算法，通过操纵好恶、制造虚假身份以牟利，或有意操控公众情绪，导致了疫苗疑虑和恐惧的蔓延。

虽然围绕疫苗的情绪无法免受社交媒体的操纵，这些情绪的对立也已成为更大范围的公众和政治极端化的特征之一，但事情并非如此简单。数字媒体无疑助长了社会风险的放大，但在这场争议浪潮中，并没有绝对的罪魁祸首。在一片质疑的海洋中，有些团体声称有促进健康的替代治疗方法，即自然胜于疫苗，顺势疗法和自然疗法随即成为了对疫苗失去信心群体的稻草。对立的情绪还有部分是由信仰和意识形态更强的个体（如武装分子），利用动荡的局势造成的。

新的数字技术不仅改变了真实信息和虚假信息的传播速度和范围，而且使志同道合的人组成群体以远程的方式、破坏性地快速自我组织起来，进而极大改变了权力关系和社会动态。

疫苗正处于这些转变的风口浪尖。这些转变渗入到政府的工作流程中，在大工业中产生，由科学发现所创造，引领着数字革命的结果和奇迹。地方和全球政治或支持、或破坏着数字革命，而后者几乎触及了世界上每个人的生活。

正如一个多世纪前勒庞（Le Bon）所说的那样，我们再次处在一个转型的时代，"过去的思想虽然被摧毁近半，但余威犹在，而取代它们的新思想仍在萌芽中 [7]"。

从积极的一面来看，公众比以往任何时候都更积极地参与其中。他们正在表达不满、质疑、申诉他们的意见无人倾听。他们让公共卫生和科学界感到不安，让一些政治家紧张，甚至害怕。而有些身为机会主义者的政治家，则在那些挑战体制的人中找到了新的支持者。

疫苗中有种能刺激政治、道德和宗教神经，并激发情感的东西——有希望，但也有恐惧和焦虑。有人认为，由于人们对疫苗的态度大相径庭，人与人之间的关系与友谊也因对是否接种疫苗的看法不同而变得微妙，正因如此，疫苗不再是饭桌上能讨论的话题。在群体层面，接种疫苗的强制要求引发了抗议，这些抗议是对反对政府控制的新旧情绪的表达；而在个体层面，接种疫苗的行为可能引发个人的多层次情绪和信仰。

这种情绪的深度并非高收入国家所独有。即使在最贫穷的国家，接种疫苗的命令、罚款，甚至监禁都已经被用来惩罚那些拒绝接种疫苗的人[8, 9]。这些强制措施引发了抗议和对个人自由、尊严和尊重的要求。

一些群体的抗议方式，是以参加疫苗接种计划为筹码，换取水和电等其他更紧迫的需求。他们觉得，他们接受疫苗接种是为了政府或国际组织，而不是他们自己。在倍受关注的疫苗运动（如反对脊髓灰质炎疫苗的运动）中，他们找到了为个人或群体伸冤的机会。

2019 年 4 月，巴基斯坦西北部的一名地方政府代表，呼吁抵制脊髓灰质炎疫苗接种，直到恢复正常的电力供应。电力的定期中断影响了他们的水泵和供水，他们不仅要抵制脊髓灰质炎疫苗接种，而且"封锁所有官方建筑，包括教育机构和卫生院以示抗议 [10]"。这是几十年来发生的众多抗议活动之一，长期以来，比起根除脊髓灰质炎，人们更渴望满足基本需求并获得尊严 [11]。

如今，我们仍面临着矛盾的局面，即我们有高效的疫苗和疑心重重的公众。虽然大多数人仍然相信疫苗，但持不同意见的人越来越多，并且许多质疑疫苗的人拒绝被贴上"反疫苗"的标签。人们想知道我们是否真的需要这么多疫苗，它们安全吗？接种疫苗的真正动机是什么？政治利益？政府和制药公司的经济收益？是谁限制了我们的选择自由，影响了我们的宗教或其他信仰？

围绕疫苗展开的争论，已经与地域政治问题、政治运动、宗教和文化问题、名人事业以及由来已久的、超越现代技术的、对大自然的虔诚信仰交织在一起。有些人只是犹豫不决，但仍在继续接种疫苗，而另一些人的对立情绪更为极端，他们将对疫苗的看法与其他的情绪联系起来。这些情绪从环境问题（反化学和反汞组织）到反政府控制、反对堕胎，甚至反对移民，获得了远超出疫苗范畴的支持者。在极端情况下，疫苗和疫苗供给者成为暴力活动的目标。例如，在巴基斯坦和尼日利亚，脊髓灰质炎工作人员被杀害。此外，一种新形式的"武器"在俄罗斯被发现，即网络上有自动程序故意在疫苗辩论中散播流言和不良情绪 [12]。鉴别这一自动程序的研究表明，他们并不只是放大负面情绪，而是旨在进一步将对疫苗支持或反对的观点极端化。人群中，43% 支持疫苗，38% 反对，剩下的 19% 是中立的。这不是针对疫苗，而是利用疫苗作为媒介来放大和对立情绪，从而进一步分裂社会。正如研究人员总结的那样，"这种冲击是要分裂我们，不仅是在疫苗接种的问题上，而是要分裂我们整个社会 [13]"。

在这些变化发生的同时，人们对疫苗的信任基础也随之改变。社会和政治环境严重的失信和极端化是疫苗流言和抵触情绪滋生的沃土，放大了人们潜在的怨恨、懊恼和对当权者的失望。我们并不惊讶于美国前总统特朗普当选和英国公投决定脱欧这样的事件，尽管人们对疫苗的抵制已发酵了多年，但没有人相信会严重到这般程度，甚至有公众在高呼，"我们的言论是否被倾听？"

过去，一波又一波麻疹疫情接连暴发，其中的几波暴发较其他更加致残和致命，但疫情暴发的原因并不相同。早在 2013 年，时任美国疾病预防与控制中心国家免疫和呼吸系统疾病中心主任的安妮·舒查特（Anne Schuchat）就注意到了这种趋势。在美国疾控中心关于当年麻疹疫情的电视简报中，她以"一个有着鲜明对比的故事"和"一个截然不同的动向"介绍了这种趋势。

"我特别想告诉你为什么他们没有接种疫苗，"她解释说，"因为这与我们在 1989—1991 年看到的情况截然不同。在未接种疫苗的美国住院病例中（2013年），79% 的人对疫苗存在思想上的反对。病例主要发生在这些人群中 [14]。"

舒查特博士所描述的存在于美国的"截然不同的动向"已成为一种更为全球化的现象。即使是最古老的、久经考验的疫苗，全球接种率也处于停滞状态。尽管在某些情况下，特别是在那些充满冲突的地区，获得疫苗的困难仍然存在，但因流言引发的哲学信仰和情绪，使人们接受疫苗接种变得更加艰难。

在书中，我选择关注流言，并将它作为了解公众情绪的一个有价值的窗口，将其称为"情绪指数" [15]。流言通常都没有好名声，被认为是负面的或不正确的。作为一名研究流言的人类学家，我研究了它们如何开始、是什么让它们存在、它们会有什么影响。我一直将它们看作在官方未传递信息时寻找答案，以及在面对不确定风险下分析集体意识的一种方式。如有正式渠道未能识别、未能预见的风险，流言可以作为我的指路灯。虽然流言也可能被用于更阴险的目的，例如引发恐慌或极端化，但我们也应更谨慎地对待流言，即使再负面的流言也有其背后的故事。

无论流言是真是假，或真假参半，都会影响人们的个人和集体行为。传染病可能因此引发，金融市场可能垮台，政治领导人可能"只是"因为流言而被推翻。这一切都可能生死攸关。

流言是动态的、不断发展的。它们存在于日常生活的网络中，被文化、政治、个人经历、信仰和历史所修饰。它们有很多捍卫者，每个人都带着自己的解读和再解读，有人放大流言，有人压制流言。不仅流言的内容会随着它在社交网络中的传播而改变，而且流言周围的环境也会发生变化，有时甚至是天翻地覆的变化。

流言会在某些环境下盛行，也会在另一些环境下消亡。它们可以制造很多噪音，这与"rumor"的拉丁语词源"rumorem"（意为"噪声"）不无关系。它们可能没有任何影响，也可能包含着不断演变的、具有重要影响的信息。流言无处不在，从太平洋岛国居民通过"椰子无线电台"（coconut wireless）分享消息，到刚果人所说的"街头电台"（radio trottoir）或"人行道广播"（sidewalk radio），各地都在散播流言蜚语。流言在未知和恐慌的环境下盛行。例如在新奥尔良的卡特里娜飓风灾难中，流言分享有时会曝光矿井中一只有价值的金丝雀，为人们提供关键的救援信息。流言也可能误导人们做出错误的，甚至是致命的决定。

想想"传话"游戏。人们围坐一圈，一个人开始向他旁边的人耳语一条信息，信息在这个圈里以耳语形式从一个人传递给下一个人，直到最后一个人宣布他听到了什么，有人称其为"咬耳朵"。最终的结果很难与开始的时候完全一样，因为即使在小圈子里，简单的短语也可能在传递中变味儿。传话游戏与流言的一个重要不同，在于前者展示了在没有意图欺骗或有意改变别人信仰的情况下，自然会发生的事。

现在想象一下，当动机不同时会发生什么。当动机不是为了玩游戏，而是为了影响别人的情绪和信仰的轨迹，故意误导、使人分心、改变别人和制造恐慌。这时，不仅信息改变了，而且他人对信息的反应也改变了。

本书的前提是关于疫苗的流言会一直流传下去，但或许这并不是一件坏事。

我认为对于流言，与其致力于揭穿它，不如把它看作一个生态系统，就像微生物组一样。对疫苗的抵触心理，不是仅通过改变信息或提供"更多"或"更好"信息就能解决的。一次揭穿一个流言，并不能化解质疑、坚定信念。达到这些目标时，可能为时已晚。我们需要的是对这肥沃土壤进行本质的变革，因为正是它助长了忧虑、流言和激烈的争论。

流言需要培育，可能还要修剪，去其糟粕。实际上，流言对于巩固社交网络、分享情绪和理解未知事物颇为重要。它是一种资源，澄清谁是施加影响的人、谁是追随者，也是在置身未知环境时探讨推理和沟通情感的重要媒介。

鞭策我提笔编写本书的原因之一，就是2003—2004年尼日利亚北部人们对脊髓灰质炎疫苗接种的抵制运动。当时，我负责联合国儿童基金会有关新疫苗的实施方案和沟通策略，包括发起全球疫苗和免疫联盟，但是我发现自己所做的更多工作是危机管理，以应援一些国家面对免疫接种计划的各种抵制。与此同时，我在纽约总部接到了当地电话，问联合国儿童基金会为什么向各国提供单独的麻疹疫苗，而不是腮腺炎 – 麻疹 – 风疹联合疫苗（mumps, measles, rubella，MMR），是麻风腮联合疫苗真的有问题吗？就像媒体上报道的那样？质疑和不信任的气氛正在升温（表1）。

发生于尼日利亚的抵制，并不是由脊髓灰质炎疫苗本身的问题所引发，抵制针对的是疫苗所代表的意义、策划这场运动的全球势力，以及不被信任的尼日利亚领导者。这些不被当地人信任的领导者被视为全球行动的同谋。正如书中故事所揭示的那样，对疫苗的反抗行动是一种宣泄。它们不仅针对疫苗，同时释放了关于个人和群体历史，以及与政府、大企业和国际机构关系的潜在情绪。正如梅丽莎·里奇（Melissa Leach）和詹姆斯·费尔海德（James

表 1　搜索显示为前十位的反疫苗网站

	搜索词条			
	"vaccination"（"疫苗接种"）		*"immunisation OR immunization"*（"免疫接种"）	
搜索引擎	在前十位显示反疫苗的网站（顺次排序）	占比（%）	在前十位显示反疫苗的网站（顺次排序）	占比（%）
Google	1, 2, 3, 4, 5, 6, 7, 8, 9, 10	100	0	0
Netscope	2, 6	20	4	10
Altavista	3	10	1, 5	20
GoTo	2, 3, 5, 6, 8	50	3	10
HotBot	1, 3, 4, 7	40	0	0
Lycas	3, 4, 5, 7, 10	50	0	0
Yahoo	8, 9, 10	30	0	0
均值		43		6

Fairhead）在他们的《疫苗焦虑》（*Vaccine Anxieties*）一书中所写的那样，"虽然疫苗常展示出其普适的益处，但它实际上与政治密切相关，与争夺地位、权

威和财富的斗争有关 [16]"。

2003 年，在尼日利亚北部，当地的流言导致了更加广泛的疫苗抵制，当时该州州长呼吁的抵制脊髓灰质炎疫苗接种运动持续了 11 个月。此前，尼日利亚北部一名总统候选人在选举中败给了该国南部一名候选人，由此导致的政治局势紧张与其他潜在原因融合在一起，种下了失信和不满的种子，最终引发了疫苗抵制。此外，西方国家的疫苗使儿童绝育的流言迅速传开，特别是在"9·11"事件后，反恐战争被解读为一场针对穆斯林的战争。而近来发生的一起跨国药物试验导致 1 名儿童死亡的事件也引发了公众质疑，并随之带来了针对该药物生产商的法律诉讼。尽管经评估，该儿童的死亡与试验无关，但社区群众以"试验方违背伦理的行为"为由赢得了诉讼，且群众怨恨仍未减退。

尼日利亚民众抵制脊髓灰质炎疫苗的运动，体现了上述所有的关系，以及对这种关系的反应。全球脊髓灰质炎根除计划花费约 5 亿美元才从这一次因情绪宣泄带来的负面影响中恢复过来 [17]。由于抵制运动，疫苗接种覆盖率不足，脊髓灰质炎病毒不仅传遍尼日利亚和非洲其他国家，甚至还蔓延至印度尼西亚。每年伊斯兰教教徒前往麦加的朝圣活动成为病毒传播的集会。一名尼日利亚朝圣者将病毒带到麦加，与其他数百万朝圣者一起在沙特阿拉伯参加了一年一度的集会。来自世界各地的人簇拥在一起做礼拜，他们不仅分享着共同的信仰，也分享着脊髓灰质炎病毒。病毒随即由另一名印度尼西亚的朝圣者携带返乡。

尼日利亚的故事及其对全球的影响，以及不断增加的疫苗疑虑所涉及的范围令人震惊，为此我于 2005 年离开了联合国儿童基金会，回到学术界，以便有更多的时间进行调查，同时试图了解导致质疑情绪日益增长的原因。我在哈佛大学人口与发展中心（Center for Population and Development）和克拉克大学（Clark University）国际发展部（Department of International Development）工作，我的研究和教学重点是全球健康的风险和流言，涉及从艾滋病到疫苗的内容。在克拉克，我也隶属于乔治·帕金斯·马什研究所（George Perkins Marsh Institute），那里是风险研究（尤其是在环境风险和危害方面）早期领导者的家园，这启发了我对公众面对疫苗风险的思考。在本书后半部分，我谈到了一些马什研究所科学家提出的"风险社会放大论"，这与当前疫苗领域颇为相似。

2009年，我搬到伦敦，创立并领导了一个研究小组——"疫苗信任项目"。根据检测疾病暴发的信息监测模型，我的团队建立了一个监测系统，以检测疫苗流言的萌生、演变和影响。我们感应流言的律动，监测流言变化，寻找正在酝酿的风暴，即那些可能失控的流言，同时描绘出更容易引导流言的文化和历史背景。我们想要了解受到关切的核心问题传播得有多远、多快，它们如何在不同的文化和政治环境中演变并适应，然后绘制疫苗流言的整体生态图。我召集了社会学家、心理学家、政治学家、流行病学家、数学建模和数字媒体分析师团队，试着后退一步，进而多角度、多范围观察疫苗异议和受到阻挠的原因，作为一个生态系统，寻找疫苗情绪与最终行为的联系及模式。

随着我研究团队的不断壮大，数字媒体的格局也在迅速演变，社交媒体变得越来越普遍，疫苗流言、看法和焦虑的病毒式传播速度愈演愈烈。流言的动态变幻莫测，时而销声匿迹，时而爆发出惊天动地的雷雨，时而隐退并等待合适的时机卷土重来。流言的性质和传播方式也日新月异，从一对一的"咬耳朵"（传话游戏），变成了一对多、多对多的飞速传播。

很明显，越来越多的虚构成分与非虚构成分混杂在一起，虚构成分与非虚构成分之间的界限也不甚清晰。个人故事和情感证词已成为"证据"的新模式，它们利用了社交媒体日益可视化的模式，高度情绪化的视频战胜了枯燥乏味的科学媒体，并以超出卫生监管部门理解的速度变得更具危害性。

**

这是一个全球性的故事，由许多错综交杂的地方故事组成，揭露了层层的信任和质疑、希望和恐惧、根深蒂固的信仰和对风险的感知。所有这些都在个人层面影响人们接受疫苗接种的意愿，同时也影响群体的情绪和行为。这些不仅包括身体簇拥在一起的人群，比如那些在大规模聚集地（主题公园、体育比赛或宗教朝圣地点）的人们，而且还包括具有相同情感和信仰的人群，心理学家威廉·麦独孤（William McDougall）在他 1920 年的经典著作中称其为"团体心理"[18]。

勒庞描述了这种个人情感成为"团体心理"一部分的状态转变。"作为群体中的一员，"他写道，"个人会感觉获得一种不可战胜的力量，这使他能够屈从于本能。如果作为个体，他必然会克制这种本能……而在群体中，他可以隐姓埋名，不负责任，因为控制个人行为的责任感完全消失了[19]。"

"团体心理"现象和情绪的传染是贯穿本书的一个重要主题。虽然在大数据和社交媒体时代，社交网络的影响得到越来越多的关注和分析，如生物学家马赛尔·萨拉瑟（Marcel Salathé）开创性地提出了"推特"分析[20]，但是整体疫苗接受度的研究重点仍在个人决策上，而较少关注群体的动态和情感。

实际上，这些群体在个人行为和情感之外有自己的生命。

对疫苗的未来至关重要的不仅是病毒的传播，还有人们的情绪和信念的蔓延。正如《柳叶刀·传染病》的期刊编辑约翰·麦康奈尔（John McConnell）在一份有关大规模集会和健康的特刊导言中所描述的那样，"为了尽量减少大规模集会带来的健康危害，了解群体行为是至关重要的[21]"。对群体行为的理解，不仅是身体、信仰和行为的直接聚集，还包括从更大的网络中将个体汇聚、连接到一起的社交网络体系。

流言的散播，是由情感、价值观和信仰推动的未经证实的信息分享。这表明我们需要更多样的策略来吸引公众。正如萨拉瑟所指出的，"我们发现大量的负面推文似乎会激励人们发表更多负面的推文。但奇怪的是，大量的正面推文似乎也会促使人们发

更多负面推文 [22]"。

这并不是呼吁把科学事实抛到脑后，而只关注情感和信念。关键在于，我们需要建立一座桥梁，使公众与进行技术开发、政策制定人之间建立一种更全面、更关注情境、更具交互性的接触，其成功依赖于公众的广泛合作。

本书选择的故事可能并不全面，其中历史和政治相关的部分占很大比例。每一章都会引用例子，用以例证本书的不同观点。

第 1 章是关于"流言"的内容，它们为什么重要，它们反映了什么情绪，以及它们可能携带什么消息。本章考察了心理学家、人类学家，甚至数学建模者研究流言的不同方式，以及流言的传播机制。有些人更关注流言的内容，如楔形驱动、恐惧刺激和痴心妄想。而另一些人则描述了流言散播者和容易被流言"感染"的人群的不同性格。不确定性和风险、恐惧、未知或令人不安的事件、历史和政治因素，这些流言滋生的沃土也被深入研究。观察为什么相同的流言可以在一个环境中如病毒般传播，在另一个环境中却挫败消亡。最后，将流言传播的动力学，即它们的传播模式和速度，看作人类联系和人群行为的窗口。毕竟，流言的病毒式传播与流行病的模式没有什么不同。

我认为所有这些维度都很重要，例如流言的类型、肥沃的土壤、传播者和传播模式。简而言之，就是流言的生态。试图扼杀或纠正流言是没有意义的。如果它在社会结构中植根足够深入，就不会被轻易拔除。推翻流言及其携带的情绪，可能会暂时压制那些拥有坚定信仰的人，如果不是激怒他们的话。对于那些试图从流言传播中寻找不确定性意义的人来说，受到审查或压制的感觉会进一步疏远他们，并导致对官方信息资源的更多质疑。将删除疫苗领域的"错误信息"作为排除异议的办法，是不可取的。许多流言是在灌输疑虑，质疑，而不是公然述说谬误。更大的问题是潜在的不信任感、被剥夺权利和被忽视感。倾听流言和它们背后的故事可以帮助我们理解其中的原因，这里隐藏着帮助我们建立威信的线索。

第 2 章探讨了"尊严与质疑"的基本情感。接受疫苗需要构建一种（信任）关系链，是人们对设计和开发疫苗的科学家的信任、是对生产疫苗的行业、提供疫苗的卫生专业人员及管理疫苗的机构的信任。这个信任链是比任何信息都重要得多的一种杠杆。没有这种信任，即使是再科学的证明、再充分的沟通，也无济于事。

驱动疫苗疑虑和异议的情绪，源自丧失尊严和不信任感。本章关注的是那些觉得自己像羊群一样被放牧的人群，他们觉得自己被当作牵线木偶任人摆布，没有话语权。对一些免疫运动和疫苗试验的抵制源于这样一些情绪，包括被要求接种疫苗时，人们对制度、计划缺乏透明性的不满，同时因未参与具体计划协商而感到被排斥、被忽视。这一系列感受进一步加剧了反对的呼声。

出于对他们孩子健康的关心而提出问题，却被冠以"无知"，这也是人们感到不被尊重的原因。从另一个角度来看，不仅是父母感到他们的尊严岌岌可危，公共卫生专家也感到他们的威信今不如昔，甚至面临威胁。

正如一位神经学家、医学期刊的博客作者针对来自各方的苛责和恶名所写的那样，现在的情况已从"那个年代，医学专家不受约束的权威允许他们剥夺患者和研究对象的权利"这样一种极端，转变为一种由患者"采用为餐馆评级一样的方式"通过网络对医生进行评级的环境 [23]。同情心和倾听者的缺乏，

成为不同声音和不同健康选择的温床，也成为流言
的沃土。

安德鲁·韦克菲尔德（Andrew Wakefield）的故
事提出了"父母最了解"的观点，支持他们的个人
选择权利，同时也向那些觉得申述无门的父母讲述
了他与科学界的隔阂。

第 3 章是"关于风险"的内容。有关疫苗的焦虑
很少是单一性质的，流言也不是全部错的。尽管疫
苗成功预防了许多疾病，但现实是，疫苗总存在一
定程度的风险。有些疫苗甚至风险更高，尤其是新
引进的、人们不太熟悉的疫苗，这在风险观念和流
言中显得格外脆弱。

但是，疫苗风险并不是家长们考虑的唯一因素。
他们会将接种疫苗的风险与它们预防疾病的获益进
行比较，其中许多疾病已并不常见；因此，接种疫
苗的风险遥不可及。他们质疑，当疾病几乎不出现

时，他们为什么仍要接受哪怕是风险很小的疫苗接种。即使疫苗预防的疾病相对可见，但其风险程度也更加显著，接种疫苗的风险仍可能引起更多的焦虑及对接种的抗拒。在这些不定因素中，流言有了可乘之机，它们在人们决定是否接种时汇集着各种信息和观点的碎片。

风险意识也与信任程度紧密联系在一起。信任程度越高，就更愿意承担风险；信任程度越低，就越想规避风险。本章讨论了风险与信任，考察了地方和国家政府的受信任水平，对医疗卫生服务和医疗卫生机构的信任，以及对制药公司的信任。此外，本章还提及了风险的社会放大效应，即认知中的风险和真实的风险带来的情绪变得具有传染性，并像野火一样蔓延。

第4章为"各执己见"。疫苗不再是社会规范。公众希望有选择权，个体希望在影响其生活及其子女生活的决定中有话语权。出生于新技术繁荣时期的千禧一代，是"数字化原住民"新时代的开端，他们对信息的获取、所有权和自信心都有所不同。公众积极参与健康选择，有时会引发一种"我们更了解"的错觉，破坏了医生和患者、卫生管理部门和民众之间积淀的信任关系，这在疫苗问题上尤为严重。年轻的父母更相信自己和自己的决定，而不是让他们感到失望、被疏远，并动摇他们个人信仰的制度。有越来越多的人持有同样的观点，即反对教条、支持民主。这些复杂易变的情绪受到当地政治、文化和信仰的影响，也受到个人经历的影响，因此，在不同环境中的表现也不同。公众与科学、人民与政治家之间不断变化的关系，因为不确定性变得更加难以捉摸，这为流言（信息碎片的分享）创造了肥沃的土壤，使得事实、部分事实和臆想的图景变得有意义起来。

第 5 章探讨了"野火"及当代野火的特征，即燃烧得更热、扩散地更快且难以预测。这为疫苗流言提供了一个合适的窗口，即破坏免疫接种的努力，引发忧虑。疫苗情绪就像火一样，依赖于火种、燃料和肥沃的土地来传播。本章还探讨了数字野火的概念，即情感的火花通过社交媒体网络像传染病一样蔓延。值得注意的是，不同国家的野火模式存在差异，即高收入国家的野火燃烧速度较慢，持续时间较长，且普遍存在；而在疫苗普遍被接受的低收入国家，对疫苗的恐慌在当地更具爆炸性和破坏性。这些野火的不同模式及对它们的不同反应揭示了潜在的社会道德规范与稳定性、信任与质疑。

第 6 章则有关"情绪传染"的内容，不仅关注了情绪病毒式传播的现象，而且还关注了由情绪引起的生理症状和对免疫接种的生理应激反应。本章谈及暗示的力量、信息碎片、视觉线索是足以触发生理反应的。本章还将社交媒体作为一种新的"传染"形式，探讨了其在引发情绪和症状的病毒式传播方面的作用。而典型的传染形式是通过视线之内的物理接近触发的，而不是远程的、全球性的触发。

从澳大利亚到日本、丹麦、爱尔兰、哈萨克斯坦、哥伦比亚和巴西，都出现了一系列被称为群体心因性疾病（mass psychosomatic illness，MPI）的事件，患者群体出现头晕、昏厥、抽搐和其他症状，这些都与人类乳头瘤病毒（HPV）疫苗接种有关。哥伦比亚的故事显示了环境在塑造疾病方面的力量。在多个学校，500 多名女孩出现了相同的症状，所有的病例都发生于该国一个冲突不断、暴力频发的地区，而该国其他地方都没有受到影响。其他与疫苗接种无关的故事表明，这种现象的发生范围比疫苗接种覆盖的范围更大。而它们扰乱了疫苗接种计划，损害了信任，并造成身体上的痛苦，有时甚至会持续数月。卫生监管部门似乎对这些症状不予理会，坚称这些症状与疫苗无关，而是"心理"或"压力"导致，从而更加引发患者的愤怒。

在情绪引发症状的人群中，有些人可能患有其他潜在疾病，这使得受影响的人更加难以接受被诊断为"心理、焦虑或压力导致的疾病"。

正如群体心因性疾病专家巴塞洛缪（Bartholomew）和他的同事们所描述的那样，"我们可能正在见证群体心因性疾病历史上的一个里程碑，互联网和社交媒体网络将成为主要传播媒介。他们的疾病很可能会象征一个更宽泛的问题，事实上这已经发生了。[24]"

第 7 章讲述了"信仰的力量"。信仰的力量是流言持续存在的主要原因之一。信仰是一种强大的情感，很难用事实来解读。它与事实无关，相反，对于那些感情和信仰深厚的人来说，信仰、信任和价值观胜过科学依据。在一卷有关"证据"的散文中，关于"宗教忠诚的证据：熏青鱼①"谈到了柏拉图对理性与神话之间区别的描述。"神话不能帮助你组织你的团队，解决数学方程，或制订可行的经济政策，"作者写道，"但同样的，理性也不能减轻人类的痛苦和悲哀。如果你的孩子死了，或者你目睹了一场可怕的自然灾害，你不需要一个合乎逻辑的论述来解释发生了什么。你需要那种由来已久的由神话提供的慰藉""如果你把理性的规则应用到《创世纪》的开篇，你得到的将是拙劣的科学和拙劣的宗教[24]。"

　　还有更正规的宗教信仰，它们主要是对宗教文本的解释，虽然大多数都是在疫苗接种出现之前写的，但同样饱含哲学思考。这些信仰是对生活方式和自然的信心，它们凌驾于现代医学之上，对公共

―――――――
①　译者注：转移注意力的东西。

卫生追求群体免疫构成了挑战。

在关于信仰的极端案例中，疫苗和疫苗供给者已成为暴力的目标，例如在巴基斯坦和尼日利亚，脊髓灰质炎疫苗的工作人员被杀害。而且，在新型"武器化"时代，俄罗斯出现了网络自动程序有意散播造成社会分裂的流言和情绪，使得信仰和疫苗情绪更加火上浇油[25]。

最后，第 8 章主要针对"疾病大流行与公众"，结合当前的状况和人们对疫苗的信任趋势，评估了下一个疾病大流行的风险。本章也描写了在下一代中酝酿的希望，因为他们正为科学和理性大声疾呼。

随着信息获取渠道的增加，人们产生了一种责任感，认为在信任官方信息之前，应该自己上网"做调查"。当与新手妈妈们谈论疫苗时，有些人分享了她们的遗憾，甚至内疚，因为她们只是听了医生的话，"没有自己先做研究"。

另一种隔阂是，伴随着从智能手机中获取知识长大的人与专家们的时间观念不同，后者认为获得证据需要多年研究。但"推特"优秀的时效性让人们变得没那么有耐心，并期待得到快速回应，但科学家和公共卫生监管部门需要时间来仔细掂酌他们的回答，有时会花很长时间，而一旦不能快速回复，便会失去听众。

"社交媒体的扩张促进了地域分布广泛且带有顽固思想的人群社区的发展"，一篇医学期刊的社论指出，"在这些社区中，流言的飞速传播是确凿医学证据和导向难以阻挡的[26]"。保罗·奥菲特博士就混乱的疫苗衰败言论坦言道，"科学已成为网络空间里的一种另类声音。它已失去了自己的平台。现在，你只要说出你自己的事实就够了。[27]"

在科学追求"公众参与"的热潮中，大量的精力仍被用在将科学概念和研究发现以更创造性的和易懂的方式传授给大众，而很少去倾听公众的声音，让公众参与制订科研计划、参加早期研究，或在一种新疫苗或其他健康技术出现时让公众一起来设计递送策略。

与之相反的是，事实上，公众已经行动起来了，通过新的数字媒体，他们可以自由地表达自己的观点，并形成可以通过网络与全球观众接触的组织，公众按照他们的方式参与进来。而科学家、公共卫生和政府官员还没有做好准备，应对公众对科学的批评和猛烈抨击其他概念所引发的舆论海啸。正如英国一份关于"科学是一项开放事业"的报告所表述的那样，"公众科学运动的发展可能会成为科学社会动力学的一个重大转机，它模糊着专业与业余人士之间的界限，并改变着公众参与科学的初衷。[28]"

而这一切，已然来临。

参考文献

[1] Kulenkampff M, et al. Neurological complications of pertussis inoculation. *Arch Dis Child* 1974;49:46–49.

[2] Hussain A, et al. The anti–vaccination movement: A regression in modern medicine. *Cureus* 2018;10(7):e2919.

[3] Baker JP. The pertussis vaccine controversy in Great Britain, 1974–1986. *Vaccine* 2003;21:4003–4010.

[4] Gangarosa EJ, et al. Impact of anti–vaccine movements on pertussis control: The untold story. *Lancet* 1998;351:356–361.

[5] Thousands of Muslim children not being vaccinated against the flu after Kirklees imams reject NHS nasal spray. *Examiner* October 2014. https://www.examiner.co.uk/news/west–yorkshire–news/thousands–muslim–children–not–being–8000201

[6] Canadian Bishop under fire for opposing HPV vaccine. Calgary spokes–woman urges Catholic school board to disobey the Bishop Fred Henry. July 2012. http://www.ncregister.com/daily-news/canadian–bishop–under–fire–for–opposing–hpv–vaccine

[7] Le Bon G. *The crowd: A study of the popular mind.* New York: Macmillan Co., 1896.

[8] http://edition.cnn.com/2015/03/03/asia/pakistan–polio–vaccine-arrests/

[9] Karnataka government plans largest vaccination drive, but confusion prevails among schools, parents. https://www.thenewsminute.com/article/k–taka–govt–plans–largest–

vaccination–drive–confusion–prevails–among–schools–parents–55812

[10] https://www.dawn.com/news/1475948/women–launch–protest–drive–against–illegal–gas–connections

[11] http://www.heartfile.org/blog/860

[12] Broniatowski DA, et al. Weaponized health communication: Twitter bots and Russian trolls amplify the vaccine debate. *Am J Public Health* 2018 October 1;108(10):1378–1384.

[13] https://www.forbes.com/sites/brucelee/2018/08/25/that–anti–vaccination–message–may–be–from–a–russian–bot–or–troll/#28ab0ca5ff77

[14] CDC telebriefing on the national immunization survey, vaccine for children program, and recent measles outbreaks in the US. https://www.cdc.gov/media/releases/2013/t0912_ measles–outbreaks–data.html.

[15] Knapp RH. A psychology of rumor. *Public Opinion Q* 1944;8(1):22–37.

[16] Davies P, Chapman S, Leask J. Antivaccination activists on the world wide web. *Arch Dis Child* 2002;87:22–25.

[17] Ghinai I, et al. Listening to the rumors: What the northern Nigeria polio vaccine boycott can tell us ten years on. *Global Public Health* 2013;8(10):1138–1150. http://dx.doi.org/10.1080/17441692.2013.859720

[18] McDougall, W. *The Group Mind*. Cambridge: Cambridge University Press, 1920.

[19] Le Bon, *The crowd,* 17.

[20] Salathé M, et al. The dynamics of health behavior sentiments in a large online social network. *EPJ Data Science* 2013;2:4. http://www.epjdatascience.com/content/2/1/4

[21] McConnell J. Mass gatherings health Series. *Lancet Infect Dis* 2012 January;(12):8–9.

[22] Voss K. On Twitter anti–vaccination sentiments spread more easily than provaccination sentiments. (Interview with Marcel Salathé) *PhysOrg* April 4, 2013. https://phys.org/news/2013–04–twitter–anti–vaccination–sentiments–easily–pro–vaccination.html

[23] Rothstein A. Vaccines and their critics, then and now. *New Atlantis* 2015.

[24] Armstrong K. Evidence for religious faith: A red herring. In *Evidence,* A. Bell (ed.). Cambridge: Cambridge University Press, 2008: 174–194.

[25] Broniatowski DA, et al. Weaponized health communication.

[26] TurnerI R, on behalf of the *PLOS Medicine* editors. Measles vaccination: A matter of confidence and commitment. *PLOS Med* 2019;16(3):e1002770.

[27] https://www.nytimes.com/2019/09/23/health/anti–vaccination–movement–us.html?searchResultPosition=10

[28] Science as an open enterprise. The Royal Society Science Policy Centre report 02/2012, p. 40. https://royalsociety.org/~/media/policy/projects/sape/2012–06–20–saoe.pdf

第1章　关于流言
On Rumor

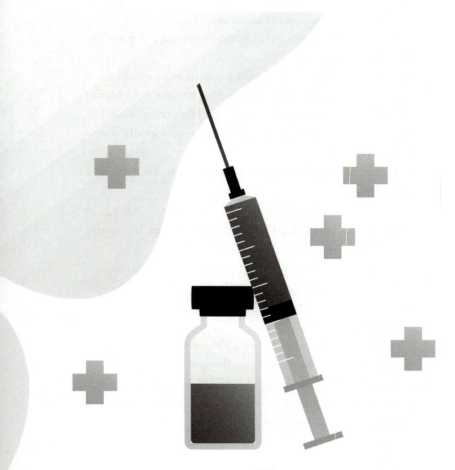

紧随其后的还有"流言"和"机会"，

"吵闹"和"混乱"同在其中。

——约翰·弥尔顿《失乐园》

大多数的早晨，我都是在乔治·奥威尔（George Orwell）《一九八四》一书中的"真理部"的注视下步行去上班。"真部"是奥威尔对真理部的新说法，那是一座耸立的花岗岩建筑，高处的窗户如同深邃的眼眸，俯瞰着周围矮小的建筑。第二次世界大战期间，奥威尔的妻子在英国情报部的审查部门工作，这栋建筑为奥威尔的写作提供了灵感。

这座耸立的高塔现在归属于伦敦大学。我的办公室所在的伦敦卫生和热带医学学院被这座塔俯瞰着，规模虽小却不失威严。"真部"，以及激发了奥威尔大量写作灵感的那个时代，每天都在提醒我，我们现在的"后真相"①环境，充斥着假新闻和轶事作为证据，这在以前就已经存在了。

弥漫着不确定性和焦虑的第二次世界大战环境，是流言盛行的时期。有些流言源自切实的担忧，这些是焦急地交换着碎片信息、渴望得到有关前线的儿子、兄弟和丈夫们消息的家庭的担忧。而另一些流言则是政府蓄意操纵的信息，以误导敌人。

1947 年，戈登·奥尔波特（Gordon Allport）和利奥·波兹曼（Leo Postman）出版了他们的经典著作《流言心理学》（*Psychology of Rumor*），其中很多灵感来自他们在战争期间的研究。1945 年，奥尔波特和波兹曼在纽约科学院（New York Academy of Science）的一次演讲中指出，他们自己和其他人进行的流言研究是战争带来的机遇之一。

---

① 译者注：在影响公众舆论方面，客观事实的影响力不及诉诸情感和个人信念。

第 1 章　关于流言

　　尽管战争的弊远大于利，但是我们可以在它鲜有的好处中看到，战争给科学家们提供了强大的动力和特殊的机遇，有助于提升他们在各个领域的知识增长。1942 年，流言成了一个紧迫的全国性问题。在珍珠港事件后不久，便显露出它的威力……各种情况的累加为流言的滋长创造了最肥沃的土壤[1]。

　　在波士顿，人们设立了"流言诊所"来缓解战争焦虑。一个由"道德督导员"组成的网络"在酒馆、工厂车间、学校、派对、码头和商店"搜寻流言[2]。《波士顿先驱报》发表了一篇星期天专栏，对个别的流言进行了反击，甚至讨论了流言传播背后可能的动机，其中一些流言指向"轴心宣传"，这个轴心不无可能就是布什总统 2002 年在国情咨文中提出的"邪恶轴心"[3]。然而，在战争背景下的 20 世纪 40 年代，信息环境与当今迥然不同，当时交流的机会非常有限，信件邮寄的速度也是蜗行牛步。电报在 100 年前彻底改变了远距离通信，它可以把短信息发送到海上，但个人间的远距离通信却很罕见。

许多人会认为，奥尔波特和波兹曼以及他们的学生罗伯特·克纳普（Robert Knapp）将流言的类型进行了详细透彻的分类。克纳普认为，流言的聚集和分类是一个重要的"情绪指数"。当波兹曼负责马萨诸塞州宣传研究部时，克纳普被安排负责马萨诸塞州公共安全委员会的流言控制工作，在那里确定了四种主要的流言类型："敌意（挑拨是非）流言、恐惧（鬼怪）流言、愿望（空想）流言和其他流言。"

除对流言内容的调查外，奥尔波特和波兹曼开始思考流言的发酵。他们认为："没有歧义，就没有流言 [4, 5]"，他们提出了一个"流言的基本法则"，指出流言的强度和传播取决于对流言的感知重要性乘以证据的歧义性。他们将这种"感知到的重要性"

描述为一种情绪状态，而不是一种理性的评估。他们写道，"有时，兴趣和流言之间的关系是如此亲密，以至于我们可以简单地将流言描述为一种完全主观的情绪状态的投射 [6]"。管理流言就是要理解和管理驱动流言的情绪，而不是试图去判断流言的真假。

同一时代的另一位研究者写了一篇关于"外部控制原则"的文章，他认识到，当人们"很大程度上难以控制"他们生活的关键决定时，流言的传播尤其普遍 [7]。19 世纪最初的反强制疫苗运动，以及目前对疫苗规定的抵制，都是公众沮丧和愤怒的表达，他们认为，他们无法控制是否接种疫苗。他们想要夺回控制权，或者至少有更多的机会参与到影响他们和孩子生活的决定中来。这也关乎于个人和群体的情感。

1916 年，伦敦的心理学家伯纳德·哈特（Bernard Hart）已经在第一次世界大战的背景下，发现流言的现象，他认为流言不能以个人到个人的串行方式检验，因为"虽然传播的过程也是流言不可分割的一部分，但它并不是全部。正是由于这个原因，迄今为止，我们未能从大多数关于流言的研究中获得多少启示。"哈特与人群心理学家古斯塔夫·勒庞身处同一时代，他的思想受到了勒庞的影响。哈特总结道，"流言是一种社会现象，因此有必要考虑到与群体行为有关的某些心理学原则，尤其是我们称之为'人群'的特殊群体的行为[8]"。

勒庞在他关于群体心理的著作中谈到了推动群体形成的匿名性、暗示性和传染性等关键因素。"每种情绪和行为都是具有感染力的""隐姓埋名，不负责任，进而控制个人行为的责任感完全消失[9]。"他总结道，"这些驱动群体行为的因素也助长了流言的散播"。

1935 年，心理学家贾穆纳·普拉萨德（Jamuna

Prasad）研究了印度比哈尔邦大地震后的流言，他定义了可能导致流言传播的"特征情境"。他将易发流言的环境定义为对"一种不常见或不熟悉的事件"制造"情绪波动""包含许多对受影响的个人来说未知的方面"，并且是"与群体利益相关的[10]"。还有一些人认为流言是人们在面对风险和不确定性时能集体解决问题的一种方式[11]。

　　所有这些特征都与疫苗的流言极其相似。孩子们被怀疑对疫苗有严重反应的事例，使父母感到恐惧不安，甚至考虑是否接种疫苗。对于初为人母的人来说，考虑为婴儿接种疫苗，这是一种全新的体验，而为她们的问题寻找答案，则是与忧心忡忡的家长们在全球各地相互联络的骨干人物的"集体利益"。新疫苗的安全性是未知的，会引发不确定性后果，这便使个人和团体有足够的兴趣想要了解更多。同时，当怀疑疫苗不良反应的报道开始流传的时候，旧疫苗也会引发群体的关注。这片土地拥有所有的"特征情境"，为流言的散播创造了肥沃的土壤。最后，当儿童感染疾病与疫苗接种同时发生，而此时父母又特别关注孩子的病情发展，从而让接种的疫苗"背锅"，因此助长了流言的蔓延[12]。

流言的本质和散播被视为对人类情感和行为的重要启示，同时，流言也可能携带重要信号的信息，特别是在疫情笼罩之时。

1966—1980 年，全球消灭天花运动的后期，天花病例逐渐减少，剩下的病例如同大海捞针，每一个新病例的流言都变得非常重要。世界卫生组织一直在记录流言，调查任何有关天花疑似病例的新消息，因为即使地球上存在一个天花病例，也不算"根除"[13]。

1980 年 5 月，经过近 20 年的共同努力，世界卫生组织正式宣布天花已经被消灭。但即便如此，在提交给世界卫生大会的报告中，消灭天花委员会提出继续对流言进行监测。"为了保证公众对全球根除天花这一事实的信任，有必要对在许多国家可能发生的疑似天花的流言进行彻底调查[14]。"可见，流言对世界健康至关重要。

1997 年，世界卫生组织建立了一个流言监测网络，试图检测其他疾病暴发的实时信号。与此同时，随着互联网和数字媒体的普及，收集到的流言报道规模扩大到数万篇。2001—2004 年，数千份报告中有 1300 份值得进行调查，其中 850 份被证实是真实的[15]。2004 年，亚洲地区建立了一个流言系统，以便在当地媒体报道和其他非正式来源中发现禽流感的流言。在 40 宗有关怀疑禽流感的非正式报告中，有 9 宗被证实属实。这些未经证实的重要信息，提供了有价值的线索，有助于控制高风险流行病的传播[16, 17]。

***

不确定环境下的流言

2014 年，西非高度致命的埃博拉疫情引发了有关疫情的流言和阴谋论：这是一种此前在利比里亚、塞拉利昂和几内亚未知的疾病。"这不可能是真的。"特别是疫情在西非暴发的最初几个月，对埃博拉存在的怀疑和否认，再次拖延了为时已晚的公共卫生应对措施。国家和国际机构实施了隔离政策，坚持把患者送到治疗中心，而许多人再也没有回来。公众对这样做的动机产生了质疑，这些都为流言的散播提供了沃土，在利比里亚和塞拉利昂，人们不信任隔离措施，以至于有些人为了不被带走而藏匿了生病的家人。流言完全可以杀人。

在受影响最严重的国家，否认埃博拉病毒存在，不信任当地和国际组织，以及对这种高度致命疾病发自内心的恐惧，都是阻碍人们采取必要的公共卫生措施来控制疫情的障碍。在几内亚，公共卫生工作者不被人们信任，甚至一些人在试图照顾患者以及控制病毒传播时被杀害。在加纳，两项埃博拉疫苗试验被迫叫停，因为人们大多担心试验的动机实际上是让人们感染埃博拉[18]。

随着时间的推移，在流言管理和群众参与的共同努力下，埃博拉响应进入合作努力阶段，三个受影响最严重的国家：几内亚、利比里亚和塞拉利昂，最终在 2015 年底宣布埃博拉病毒消失，而恐慌已经蔓延到其他国家。

这种高度致命的病毒及其所有的不确定因素，包括缺乏有效的治疗手段，甚至在遥远的美国引发了担忧。在美国，恐慌与风险最不成比例。有报道称，家长让孩子待在家里，原因是孩子学校的校长去过非洲，而事实上，这位校长去的非洲国家离任何一个埃博拉感染地区都有 2000 英里的距离。据《时代周刊》报道，仅在 2014 年 9 月 16 日—10 月 6 日期间，就有来自 170 个国家的 1050 万条关于埃博拉的推文被发送。在西班牙，一条现在很出名的叫作埃克斯卡利伯（Excalibur）的狗被处死后，引发了全国的骚动。这条狗是一名感染埃博拉病毒的护士挚爱的宠物。卫生部部长下令杀死这只狗以预防病毒传播（后来被认为是不必要的）后，许多人要求他辞职。在"推特"上，一场名为"让我们拯救埃克斯卡利伯"的全球社交媒体运动在 24 小时内催生了近 40 万条推文。

据《福布斯》报道，马来西亚和卢旺达政府呼吁公众不要猜测和在网上散播毫无根据的埃博拉流言，而在越南，四人因在社交媒体上散播埃博拉流言造成公众恐慌而被传唤。

当埃博拉病毒仍在西非肆虐时，另一场疫情引起了全球的关注：寨卡病毒。自 2013 年开始，寨卡病毒已经在悄无声息地侵蚀着巴西，但是在 2015 年，当感染了寨卡病毒的母亲生下了大量小头畸形婴儿时，这一病毒相关的新闻像野火一样传播开来。

一开始，引起小头畸形急剧增加的原因尚不清楚。尤其是在那些急切地想知道为什么会发生这种事的人当中，这种不确定、焦虑和恐惧助长了流言的传播。为什么是他们的孩子？我的孩子出生时会这样吗？通过交流彼此的担忧、发现并强化各自对"为什么会发生在这里？"这个问题的答案，流言在某种程度上带来了紧张气氛。

由于没有明确的证据表明寨卡病毒会导致小头症，同时人们对政府缺乏信任，在严重的经济和政治危机的背景下，各种类型不同来源的流言开始在巴西各地出现，随着人们的街谈巷议，并通过社交媒体迅速传播。

在众多的流言中，一些媒体指出一种杀虫剂是导致小头症的罪魁祸首。而在受灾最严重的东北地区，有流言声称接种疫苗是小头症的原因——有流言将小头畸形症归咎于过期的麻风腮疫苗[19]。另有人认为，妊娠期间接种的百白破（tetanus, diphtheria, and pertussic, Tdap）疫苗①是罪魁祸首[20-22]。

流言在不断演变。"不是蚊子，我们一直都有。""小头畸形不是由寨卡病毒引起的，它已经存在很长时间了，是其他东西引起的。""蚊子很公平，它咬每个人。""为什么只有一些婴儿出生时患有小头畸形？""一定是过期的麻风腮疫苗。"

即使在政府宣布科学证实寨卡病毒与小头症之间存在因果关系后，群众仍不以为然[23]。政府对疫苗流言的驳斥并不能使公众信服。

------

① 译者注："百白破（Tdap）疫苗"多用于青少年和成人，如孕妇接种可预防新生儿百日咳。

寨卡病毒和小头症相关的流言在其他地区也是满城风雨。宾夕法尼亚大学安纳伯格公共政策中心在美国进行了一项调查，发现 22% 的受访者认为转基因生物（GMO）带来寨卡病毒，而 20% 的受访者认为"不良"疫苗是小头畸形症的元凶[24]。

全球化的寨卡流言，还对寨卡病毒和巴西以外的地区产生了商业影响。印度汽车制造商塔塔汽车公司（Tata Motors）认为，负面流言和寨卡病毒相关的担忧会对他们一款名为"Zica"（zippy car 的缩写）的最新车型来说产生影响。于是他们举办活动，从全球社交媒体和短信比赛中寻找新名字，最终选中了"蒂亚戈"（Tiago）一个葡萄牙男孩的名字。他们放弃了另一个名字"果子狸"，一种类似猫的哺乳动物。果子狸被发现携带严重急性呼吸综合征（SARS）病毒，这对汽车公司来说风险太高了[25]。

***

麻风腮疫苗流言的流传

对麻风腮疫苗焦虑，以及这种疫苗与自闭症的联系，是最具有"传染性"的流言故事之一，尽管所有的科学证据都否定这种联系。这一流言已经遍及全球，通过利用多个论坛和平台建立新的信奉者的网络社区，并呼吁家长急切地寻求他们孩子自闭症的原因。安德鲁·韦克菲尔德在他1998年发表的论文和在新闻发布会上直言不讳的发言中，提出疫苗与自闭症相关的观点。20年后，即便英国医学总会撤销了他的论文并吊销了他的行医执照，他仍在继续他关于疫苗风险的宣传。人们在指责是韦克菲尔德掀起了反疫苗情绪时，往往忽略了一点，那就是他1998年发表论文时，数字革命尚未开始。

反对疫苗的情绪以前就存在，而在韦克菲尔德发表论文的同一年，谷歌（Google）开门营业。"脸书"（Facebook）于 2004 年上线，随后是"油管"（YouTube，2005 年）、"推特"（Twitter，2006 年）和"照片墙"（Instagram，2010 年）。到 2012 年，"脸书"的用户超过 10 亿，到 2018 年超过 20 亿。公众比以往任何时候都更有能力获取信息，交流分享，各抒己见。

疫苗焦虑的产生、复制和迅速传播前所未有，韦克菲尔德给了这种焦虑一个可讲的故事和一个可交流的模因 ①。"疫苗导致自闭症"就是一种简单的、可重复的、对酝酿中的焦虑的肯定，并且它轻易地满足了推文的字符限制。值得关注的是，"推特"最初允许推文含有 140 个字符，平均每条推文 34 个字

---

① 译者注：文化的基本单位，通过非遗传的方式，特别是模仿、散播而得到传递。

符。而当"推特"将推文允许的长度增加 1 倍，即达到 280 个字符时，平均推文长度却降至 33 个字符。因此，简短的推文更有吸引力。韦克菲尔德的模因即符合这一模式。

自从离开英国定居美国以来，安德鲁·韦克菲尔德会站在市政厅的台阶上、在教堂里，接近诸如明尼苏达索马里人社区等报道自闭症高发率的家长群体，反复播下关于麻风腮疫苗与自闭症之间联系的怀疑的种子，从而导致他们社区麻风腮疫苗的接种率下降。2004—2010 年，索马里社区儿童接种麻风腮疫苗的覆盖率大幅下降，从 91% 降到了 54%[26, 27]，导致麻疹严重暴发[28]。

明尼苏达并不是索马里人社区担忧麻风腮疫苗和自闭症风险的唯一地区。20 世纪 90 年代末，在韦克菲尔德发表了现已被《柳叶刀》撤销的论文后不久，麻风腮疫苗接种覆盖率在瑞典大幅下降。索马里人社区仍是问题所在。2013 年进行的一项研究发现，斯德哥尔摩地区的一些索马里社区父母在十多年后仍然感到担忧。他们主要担心的是他们的孩子接种疫苗后可能会失语 [29, 30]。在英格兰伯明翰进行的另一项研究发现，本地的索马里人社区也有类似的担忧。母亲们尤其担心，她们的孩子在接种麻风腮疫苗后可能会停止说话或无法走路 [31]。人群的分散伴随着信仰的分散，观念和担忧通过共同的语言和社交网络在全世界得以分享。最令人震惊的是，索马里人社区对疫苗的总体信任度很高，但对麻风腮疫苗的担忧却格外严重。与疫苗接种前后发生的其他不良反应一样，更多的是巧合而非因果关系。自闭症的早期迹象通常在接种麻风腮疫苗的同时开始显露，正是在这时，所有的父母都在关注着孩子说出的第一个单词、走出的第一步。

韦克菲尔德和他的追随者们虽然没有放弃宣

传"疫苗导致自闭症"，但他们的所作所为已经远超于此。

自闭症和反疫苗倡导组织"拯救下一代"的J.B.汉德利（J. B. Handley）指出，"对我们的群体来说，安德鲁·韦克菲尔德是纳尔逊·曼德拉和耶稣基督合二为一的化身。"诸如"拯救安德鲁·韦克菲尔德博士""韦克菲尔德博士司法基金""疫苗抵抗运动：更新和战地新闻"等互联网团体纷纷涌现，支持他的工作，并为他的许多法庭案件提供资金。

他还吸引了不断壮大的自然疗法的、反化学的、崇尚自然的、替代健康的受众群体，并且与他志同道合者同台"表演"[32]。

这位备受争议的前医生（韦克菲尔德）于2020年8月3日在爱达荷州首府博伊西举行的"真相集会"上发表了讲话。这次活动由"健康自由爱达荷州"

组织，是在爱达荷州组织促进替代健康选择的行动跳板，同时对包括儿童疫苗、氟化物和转基因食品在内的现代医学，以及医疗行业和大众媒体的合作主义表示怀疑[33]。

对于那些对疫苗感到焦虑的人来说，韦克菲尔德已经成为一个家喻户晓的名字，甚至影响到了遥远的马来西亚，该国卫生部发表了一份公开声明"纠正安德鲁·韦克菲尔德的论述"，试图缓和公众对麻风腮疫苗日益增长的反对情绪。而对于那些追随安德鲁·韦克菲尔德的人来说，他是完美无瑕的。

韦克菲尔德关于疫苗可能导致自闭症的意见已经遍及全球，被植入到"瓦次艾普"（WhatsApp）和"脸书"的运动中，扰乱了印度南部的麻疹－风疹疫苗接种工作，并成为肯尼亚商人、政客和家长都能读到的主流报纸的头条。2013 年一篇头条文章引发了"疫苗会让你的孩子患上精神疾病吗？"的疑问。文章声情并茂的讲述了父母们相信是麻风腮疫苗引发了他们孩子自闭症的故事。一位母亲讲述了她的故事，结论是"从个人经验来看，我相信这是有联系的，这就是我为什么不让我的第二个孩子接种麻风腮疫苗的原因 [34]"。

这篇文章强调，"肯尼亚现在有 4% 的人患有自闭症，也就是超过 160 万人"，暗示疫苗在其中发挥了作用，文章参考的是一篇关于"肯尼亚自闭症及其流行情况"的研究论文。研究论文进一步引用肯尼亚自闭症协会发表的一份 2007 年的报道，包括一系列"预防措施"，其中一个建议"调查疫苗在自闭症发生中可能的作用，特别是麻风腮疫苗用于风疹、腮腺炎和麻疹。值得注意的是，这些疫苗和其他含有微量汞的疫苗，是否导致自闭症，仍然没有定论 [35]"。尽管 2007 年的这篇报道已经撤稿，但 2010

年和 2013 年的文章还是很容易找到。即使后来发表了大量与之相反的科学证据，这些文章还是为流言提供了佐证。

2012 年，在意大利里米尼省法院的一项判决之后，一场恐慌犹如病毒般传播开来。该裁决支持父母"认为自己的孩子因接种麻风腮疫苗而患上自闭症"而索要赔偿。支持这一案例的主要依据则是韦克菲尔德在《柳叶刀》期刊上发表的论文，该论文认为麻风腮疫苗与自闭症之间存在联系，但该论文已在 2010 年被推翻并被撤稿。另外，一名意大利当地医生也同意韦克菲尔德的观点，并对自闭症有自己的替代疗法 [36]。虽然在随后的上诉中，由于缺乏可信的证据，博洛尼亚的高级法院驳回了里米尼法院的判决。然而，这三年时间足够让流言蔓延开来，并对疫苗的接受程度造成影响。2010—2014 年，与麻风腮的自闭症争议和里米尼法院案件相关的推文数量增加了 543%[37]。里米尼的父母打赢疫苗官司的消息像病毒一样传播开来，而 2015 年推翻法院裁决的决定却很少受到关注。

公众质疑麻风腮疫苗与自闭症之间联系的唯一好处，便是它促使科学界和公共卫生界做出回应。自闭症群体受益于广泛的科学研究，这些研究一再证明麻风腮疫苗与自闭症的病因毫无关系。事实上，一些研究甚至表明，接种麻风腮疫苗的女孩比没有接种的女孩患自闭症的患病率要低[38]。

然而，仅凭科学难以改变那些有强烈信仰的人。随着时间的推移，改变流言的沃土是决定流言走向兴旺或衰亡的另一个关键因素。流言像病毒一样隐藏起来，直到有机会繁殖和传播[39]。昔日埋下的质疑的种子，政治、社会动荡或冲突的状态，会使人们易于利用流言来证实积蓄已久的怀疑。

社会学家、数学家和物理学家越来越多地研究流言的病毒式传播及其潜在风险，特别是在社交媒体和大数据的动态演变的背景下。数学家们早在 20 世纪 60 年代就已经在探索各种各样的流言传播模式，一些人将疾病暴发的模式比作思想的传播。正如一位研究人员所写的那样，个人"对某些想法很敏感，对其他想法很抵触"，容易"被某种想法感染"，这种想法便会像流行病一样传播开来。"这样的过程可能导致一种知识'流行病'。"在《自然》期刊发表的一篇论文中，这位研究人员发表了他的理论，将疾病流行模式与思想的传播联系起来，他详细阐述了两者的相似之处。传染因子是"想法"，传染媒介是"传播者"，也就是论文作者，"易感者"则是论文读者，疾病相关的死亡及免疫与对这一思想的消亡或丧失兴趣是相对应的 [40]（人们同样可以抵制并阻止其传播）。一封评论这篇论文的信件提到了数学流行病学和流言的散播，并强调了考虑"实际传播过程的增长和衰减"动态的重要性 [41]。

2013 年，上海大学的研究人员在这个模型中加入了另一个传播流言的特征"休眠者 [42]"。休眠是流言的一个关键特征，这些流言似乎已被管理和揭穿，但它们只是在休眠，直到另一个机会出现，使得它们变得有意义并重新流传起来，就像病毒等待易感的受害者，然后继续传播。

流言，在快速传播的、难以预测的、由人类情感（希望、恐惧和故意破坏）所驱动数字通信的复杂图景的背景下，对流言动力学的分析在物理学家和数学家们中间重新兴起 [43,44]。

流言在沃土中重新浮现

在疫苗的历史上，最常出现的流言（经过一段时间的休眠）之一就是人们害怕疫苗会使人无法生育。虽然许多疫苗都曾被质疑，而破伤风疫苗引起的绝育恐慌更加多发，原因是其主要使用对象是女孩和怀孕女性。"带来流言的根本因素是，其接种计划目标是育龄女性，而不像其他疫苗那样针对两性。"《柳叶刀》一篇关于喀麦隆对破伤风疫苗恐惧的文章如此写道。文章还补充指出了满心疑惑的公众调查的问题，"为什么不给被认为是比在校女生面对更高风险的农民接种疫苗？"

尊重人类生命世界医生联合会（World Federation of Doctors Who Respect Human Life）是一个总部设在比利时的全球反堕胎医生网络。《柳叶刀》文章的作者们指出，该联盟是不孕不育忧虑的源头之一。该联盟于 1974 年在荷兰成立，秘书处设在比利时，在 60 多个国家设有分会，致力于"为所有人类成员提供从孕育到自然死亡全过程的法律保护 [45, 46]。"当怀疑政府引导避孕时，该组织提出了疑问。"在给一些有影响力的教会领袖提出的建议中，他们表达了这样的观点，即针对年轻的育龄妇女的破伤风疫苗接种是不合理的。他们还强调一个普遍存在的忧虑，即疫苗含有某种避孕药，"假仁假义地"给人们投放[47]。

1990 年，喀麦隆破伤风疫苗接种运动中的绝育恐慌在实施接种的学校中升级成为一次全校范围内的联合疫苗抵制活动。一个人类学家小组写道，"接种疫苗的医疗队访问了喀麦隆学校，这是减少新生儿破伤风运动的一部分。此时，女学生挤过门道，从窗户跳出去逃跑[48]"。还有流言称，当地的一种啤酒含有针对男性人群的绝育成分，这再次暴露了民众的普遍不信任感和对人口控制的潜在焦虑[49]。

社会学家艾米·卡勒（Amy Kaler）在研究非洲卫生项目中有关"绝育"的流言时发现，大多数流言都与疫苗和免疫项目有关，这种情况可追溯到 20 世纪 50 年代，至今仍在发生。在多个国家的流言指向脊髓灰质炎、天花、破伤风和麻疹疫苗，有时则是宽泛地针对儿童疫苗。所有这些疫苗都被人们惧怕会导致不孕。有时绝育的流言并非关于疫苗，而是与其他政府相关的项目捆绑在一起，人们担心学校提供的牛奶、抗疟疾药物和维生素都含有绝育剂。相反，这些流言反映了一种更普遍的对生存的焦虑，以及对体制动机的深度不信任。对于那些散布和相信流言的人来说，问题不在于这些流言是事实还是虚构的，而在于这些流言是否看上去可信，而且合理解释了那些不熟悉的、在他们的文化、社会背景或经验中不"合乎逻辑"的现象，或者在某种程度上证实了潜在的怀疑。正如卡勒所提出的，"即使是表面上最荒谬的流言也可能是可信的"。毕竟，关键在于它们的可信度，而不是它们是否是事实。

　　关于破伤风疫苗的流言传遍了全球，其起因是一篇被曲解的关于一种避孕针的研究论文，以及对世界卫生组织召开的一次会议的怀疑，该会议的主题是扩大避孕选择，并把重点放在"生育调节疫苗"上 [50]。对人口控制的关注日益增加，加之联合国地区和全球人口会议具有很高的透明度。在这样的环境下，这些流言的种子落入了沃土。

1995 年 5 月，在华盛顿特区的一个新闻专线发布："人类生命国际组织（Human Life International）首席马修·黑比格（Matthew Habiger）博士今日呼吁对几篇报道展开国会调查，这些报道称，数以百万计的墨西哥和菲律宾妇女在不知情的情况下接受了被伪装为破伤风疫苗的抗生育疫苗。"

即使在没有社交媒体的条件下，破伤风疫苗抑制生育的流言通过天主教网络的反堕胎教士流传到 60 个国家。1995 年 7 月 19 日，世界卫生组织发布了一份新闻稿中宣布"世界卫生组织收到来自墨西哥、尼加拉瓜、坦桑尼亚和菲律宾的令人忧虑的报道，这些报道称破伤风类毒素疫苗已被人绒毛膜促性腺激素污染，据称这种物质可以降低女性生育能力"。这一流言也曾在阿根廷和玻利维亚散播。

许多国家反对疫苗，包括尼加拉瓜，当地的天主教会的奥班达主教和当地支持生命组织的一名成员，因为绝育流言而公开发言，反对破伤风疫苗。在墨西哥，当地委员会指控卫生部部长企图灭绝种族，声称破伤风疫苗含有"流产和绝育物质[51]"。

"这些流言完全是空穴来风，没有科学依据。"时任世界卫生组织全球疫苗和免疫规划主任强调。该声明报道，该疫苗的成分已经在意大利（在梵蒂冈选定的实验室）、匈牙利、菲律宾、美国和荷兰进行了独立测试，所有结果均为阴性，即没有任何绝育成分的存在。

1995 年，世界卫生组织新闻稿总结道，"指向疫苗（如针对成年女性的破伤风类毒素疫苗）的安全性和目的错误的流言，可能导致公众对这些疫苗失去信心，使得免疫覆盖率降低。疫苗原本可以有效、安全地预防疾病，然而事实上流言引发了完全不必要的生命损失"。

破伤风疫苗的流言不仅影响了破伤风疫苗的接种覆盖率，也影响了人们对其他疫苗的信任。在菲律宾，马尼拉市长发布了一项临时限制令，叫停了破伤风疫苗的接种，而这一天正好是脊髓灰质炎疫苗的全国免疫日。脊髓灰质炎疫苗的接种率也从超过90%下降到35%，甚嚣尘上的破伤风疫苗焦虑引发了对该体系的不信任。20年后，在菲律宾，围绕一种新的登革热疫苗的恐慌同样引发了多米诺骨牌效应，削弱了人们对多种疫苗的信任。信任危机导致了创纪录的麻疹疫情，以及脊髓灰质炎病毒的死灰复燃（20年无脊髓灰质炎后的脊髓灰质炎卷土重来）。

2014 年，肯尼亚在全国范围内接种破伤风疫苗，关于破伤风疫苗和绝育之间的可疑联系的流言再次浮现。2014 年 3 月，肯尼亚天主教主教发表了一份新闻声明，概述了他们对疫苗接种的担忧。他说："作为肯尼亚的天主教主教们，我们对正在进行的破伤风疫苗接种运动的以下问题感到担忧：①在准备和实施这项运动的过程中，没有充分的利益相关方参与协商。与其他公共卫生倡议不同的是，天主教会并没有参与其中，在其他倡议中，我们被邀请作为关键的利益攸关方参与。②公众知情有限。不像其他国家的卫生倡议那样在公开启动之前，公众可以提出问题。③缺乏公开的信息，不了解该倡议的基本原理和背景。"可见，最初的抵抗与疫苗本身无关；这是关于疫苗接种运动的动机，以及对为什么天主教会被排除在外的质疑。

肯尼亚天主教主教会议主席就下列问题寻求答

案：在肯尼亚育龄妇女中是否存在破伤风危机？如果是这样，为什么还没有被公布？为什么这项运动的对象是 14—49 岁的妇女？为什么这项运动忽略了年轻女孩、男孩和男人，即使他们都受到破伤风的威胁？在肯尼亚有这么多危及生命的疾病，为什么破伤风被列为优先 [52]。

肯尼亚主教们的担忧没有得到充分的回应，因而他们自己进行调查，从而得知了疫苗中含有绝育成分流言这个由来已久的怀疑。在 2014 年 11 月 11 日，这项调查促使议会下令对疫苗的成分进行调查。

2014 年 11 月 13 日，世界卫生组织和联合国儿童基金会驻肯尼亚办事处及世界卫生组织总部发表了与 1995 年 6 月类似的声明，即"世界卫生组织和联合国儿童基金会对媒体散布的关于肯尼亚破伤风类毒素疫苗质量的错误信息深表关切"。

"有指控称，肯尼亚政府和联合国机构使用的破伤风疫苗被一种激素（hCG，人绒毛膜促性腺激素）污染，这种激素会导致流产，并使一些妇女不育。这些无端的指控没有证据支持，而且有可能对针对儿童和妇女的国家免疫规划产生负面影响。"

世界卫生组织总部的声明重申了肯尼亚的国家声明，支持"世界卫生组织关注流言可能对妇女和儿童的健康产生严重的负面影响。该组织确认破伤风类毒素疫苗是安全的。该疫苗已在 52 个国家用于为 1.3 亿妇女提供免疫接种，以保护她们及其新生儿免受破伤风的伤害，并且破伤风类毒素疫苗中没有hCG 激素"。

尽管如此，流言仍未消散[53]。2015 年 8 月，肯尼亚天主教主教改变了目标，转而抵制脊髓灰质炎疫苗的接种运动。扰乱破伤风疫苗接种计划的绝育流言再次出现，天主教主教们现在坚持要对脊髓灰质炎疫苗进行测试，以确保疫苗中没有避孕药。即便疫苗接种运动在整体上没有停止，但主教的言论对其追随者产生了影响。拒绝接种脊髓灰质炎疫苗的家长人数比前一年增长了一倍，从 6% 增加至12%。报道拒绝疫苗接种增加现象的研究报告的作者得出结论称，尽管抵制呼声没有使疫苗接种运动停止，但是"如果这种抵制呼声在未来再次出现，它可能会对根除脊髓灰质炎，以及该国其他疫苗接种项目，产生重大的负面影响[54]"。

天主教主教们抵制脊髓灰质炎疫苗的呼声不仅仅出于对疫苗安全性的担忧，而是更广泛的对接种运动动机的担忧，以及对推动运动的国际机构的质疑[55]。内罗毕大主教在一次采访中明确表示，"我们现在的状态是，我们必须有能力决定自己的命运[56]"。疫苗本身并不是真正的问题，问题在于自决权、尊严和质疑。

参考文献

[1] Allport GW, Postman LJ. The basic psychology of rumor. *Transactions of the New York Academy of Sciences*, 1945;(8): 61–81.

[2] The Boston Herald. Rumor clinic of World War II. http://www. newenglandhistoricalsociety.com/the–boston–herald–rumor– clinic–of–world–war–ii/

[3] Bush GW. State of the union address. January 29, 2002. https:// web.archive.org/web/20111011053416/http://millercenter.org/ president/speeches/detail/4540

[4] Allport GW, Postman L. An analysis of rumor. *Public Opinion Q* 1946;10(4):501–517.

[5] Allport GW, Postman L. *The psychology of rumor*. New York: Henry Holt, 1947.

[6] Ibid., 43.

[7] Festinger L. A study of rumor: Its origin and spread. *Human Relations* 1948;1:464–485.

[8] Hart B. The psychology of rumour. *Proc R Soc Med.* 1916;9(Sect Psych):1–26.

[9] Le Bon G. *The crowd: A study of the popular mind.* New York: Macmillan Co., 1896.

[10] Prasad J. The psychology of rumor: A study relating to the great Indian earthquake of 1934. *Br J Psychol* 1935;26(1):1–15.

[11] DiFonzo N, Bordia P. *Rumor psychology.* Washington, DC:

American Psychological Association, 2007.

[12] Bordia P, Rosnow RL. Rumor rest stops on the information highway: A naturalistic study of transmission patterns in a computer–mediated rumor chain. *Human Comm Res* 1995;25:163–179.

[13] CDC. Epidemiologic notes and reports investigation of a smallpox rumor. *MMRW* 1985;34(23):343–344. https://www.cdc.gov/mmwr/preview/mmwrhtml/00000557.htm

[14] https://apps.who.int/iris/bitstream/handle/10665/155529/WHA33_ R4_ eng.pdf;sequence=1

[15] WHO. Epidemic intelligence: systematic event detection. https://www.who.int/csr/alertresponse/epidemicintelligence/en/

[16] Grein TW, et al. Rumors of disease in the global village: Outbreak verification. *Emerg Infect Dis* 2000;6(2):97–102.

[17] Saman G, et al. Rumor surveillance and avian influenza H5N1. *Emerg Infect Dis* 2005;11(3):463–466.

[18] Kummervold PE, et al. Controversial Ebola vaccine trials in Ghana: A thematic analysis of critiques and rebuttals in digital news. *BMC Public Health* 2017;17:642.

[19] Nerghes A, Kerkhof P, Hellsten L. Early public responses to the Zika–virus on YouTube: Prevalence of and differences between conspiracy theory and informational videos. Proceedings of 10th ACM Conference on Web Science, Amsterdam, Netherlands, May 27–30, 2018 (WebSci '18), 8 pages. https://doi.org/10.1145/3201064.3201086

[20] ScienceBlogs. Zika virus and microcephaly: Anti-vaccine warriors say it's vaccines that did it! https://scienceblogs. com/insolence/2016/02/11/zika-virus-and-microcephaly-antivaccine-warriors-say-its-vaccines-that-did-it

[21] Statnews. Zika virus, not vaccine or insecticide, linked to birth defects in Brazil. https://www.statnews.com/2017/12/13/zika-microcephaly-vaccine-insecticide/

[22] de Araújo TVB, et al. Association between microcephaly, Zika virus infection, and other risk factors in Brazil. *Lancet Infect Dis* 2018;18:328-336.

[23] https://www.pbs.org/wgbh/frontline/article/as-brazil-confronts-zika-vaccine-rumors-shape-perceptions/

[24] http://www.annenbergpublicpolicycenter.org/zika-survey-some-incorrectly-link-pesticide-vaccines-to-birth-defect/

[25] https://blogs.wsj.com/indiarealtime/2016/02/23/tatas-zica-car-gets-a-new-name-after-virus-outbreak/

[26] Gahr P, et al. An outbreak of measles in an undervaccinated community. *Pediatrics* 2014;134(1):e220-8. doi: 10.1542/peds.2013-4260

[27] http://www.startribune.com/anti-vaccine-doctor-meets-with-somalis/118547569/

[28] Aziz F, Miles SH. Measles, autism and vaccination in the Minnesota Somali community. https://www.mnmed.org/getattachment/news-and-publications/mn-medicine-magazine/Past-Issues/Past-Issues-2018/Jan-Feb-2018/Commentary-

Aziz–180102.pdf.aspx?lang=en–US

[29] Jama A, Ali M, Lindstrand A, Butler R, Kulane A. Perspectives on the measles, mumps and rubella vaccination among Somali mothers in Stockholm. *Int J Environ Res Public Health* 2018;15:2428. doi:10.3390/ijerph15112428

[30] Public Health Agency of Sweden. Barriers and motivating factors to MMR vaccination in communities with low coverage in Sweden Implementation of the WHO's Tailoring Immunization Programmes (TIP) method (2015). https://www.folkhalsomyndigheten.se/contentassets/5db4b41a40f94e98b0e1d0d4a596bae8/barriers–motivating–factors–mmr–vaccination–communities–low–coverage–sweden–15027.pdf

[31] Tomlinson N, Redwood S. Health beliefs about preschool immunisations: an exploration of the views of Somali women resident in the UK. *Diversity and Equality in Health and Care* 2013;10:101–13.

[32] Caulfield T, et al. Injecting doubt: Responding to the naturopathic anti–vaccination rhetoric. *J Law Biosci* 2017:1–21. doi:10.1093/jlb/lsx017

[33] http://www.boiseweekly.com/boise/video–anti–vaccination–advocates–hold–rally–at–idaho–statehouse/Content?oid=3862113

[34] Are vaccines making your child mentally ill? *The Nation* (Kenya). May 17, 2013. http://www.nation.co.ke/lifestyle/saturday/Are–vaccines–making–your–child–mentally–

ill/1216–1855180–fcm005/index.html

[35] Wanjohi AM. Autism in Kenya and its prevalence. 2010. KENPRO Publications. http://www.kenpro.org/papers/autism–in–kenya.htm

[36] Willingham E. Court Rulings Don't Confirm Autism–Vaccine Link. *Forbes* 9 Aug 2013. https://www.forbes.com/sites/emilywillingham/2013/08/09/court–rulings–dont--confirm–autism–vaccine–link/#12babc372c88

[37] Aquino F, et al. The web and public confidence in MMR vaccination in Italy. *Vaccine* 2017;35(35):4494–4498.

[38] Hviid A, et al. Measles, mumps, rubella vaccination and autism. Nationwide cohort study. *Ann Intern Med* 2019;170:513–520. doi:10.7326/M18–2101

[39] Manrique PD, et al. Context matters: Improving the uses of big data for forecasting civil unrest: Emerging phenomena and big data. *Proceedings of the 2013 IEEE International Conference on Intelligence and Security Informatics*, 169–172.

[40] Goffman W. Generalization of epidemic theory: An application to the Transmission of Ideas. *Nature* 1964;204:225–228.

[41] Daley DJ, Kendall DG. Epidemics and rumors. *Nature* 1964;204:1118.

[42] Zhao L, Wang J, Chen Y, et al. SIHR rumor spreading model in social networks. *Physica A* 2012;391:2444–2453.

[43] Jin F, Dougherty E, Saraf P, Cao Y, Ramakrishnan N. Epidemiological modeling of news and rumors on Twitter.

Proceedings of the 7th Workshop on Social Network Mining and Analysis 2013;8. doi:10.1145/2501025.2501027

[44] Salathé M, Khandelwal S. Assessing vaccination sentiments with online social media: Implications for infectious disease dynamics and control. *PLoS Comput Biol* 2011;7(10):e1002199.

[45] Fertility regulating vaccines: Report of a meeting between women's health advocates and scientists to review the current status of the development of fertility regulating vaccines, Geneva, August 17–18, 1992.

[46] http://www.physiciansforlife.org/tag/world–federation–of–doctors–who–respect–human–life/

[47] Ndumbe PM, Yenshu E. Cameroon: Vaccination and politics. *Lancet* 1992;339:1222.

[48] Feldman–Savelsberg P, et al. Sterilizing vaccines or the politics of the womb: Retrospective study of a rumor in Cameroon *Med Anthropol Q* June 2000;14(2):159–179.

[49] Ndumbe, Yenshu. Cameroon.

[50] https://apps.who.int/iris/bitstream/handle/10665/61301/WHO_ HRP_ WHO_ 93.1.pdf?sequence=1&isAllowed=y

[51] Milstien J, Griffin PD, Lee JW. Damage to immunisation programmes from misinformation on contraceptive vaccines. *Reprod Health Matters* 1995;3(6):24–28.

[52] Press statement by the Catholic Health Commission of Kenya, Kenya Conference of Catholic Bishops on the national tetanus vaccination campaign scheduled for 13th–19th October 2014.

https://www.kccb.or.ke/home/news–2/press–statement–5/

[53] Kaler A. Health interventions and the persistence of rumour: The circulation of sterility stories in African public health campaigns. *Soc Sci Med* 2009;68:1711–1719.

[54] Njeru I, et al. Did the call for boycott by the Catholic bishops affect the polio vaccination coverage in Kenya in 2015? A cross–sectional study. *Pan African Med J* 2016;24:120. doi:10.11604/pamj.2016.24.120.8986

[55] https://www.npr.org/sections/goatsandsoda/2015/08/09/430347033/catholic–bishops–in–kenya–call–for–a–boycott–of–polio–vaccines?t= 1570982709357

[56] https://www.voanews.com/africa/kenyas–catholic–bishops–call–polio–vaccine–boycott

第 2 章　尊严与质疑
Dignity and Distrust

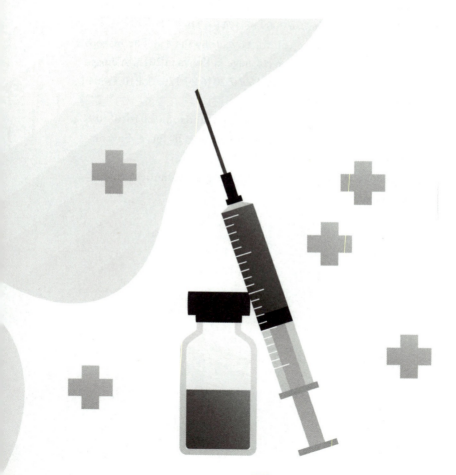

我忘记如何独立思考

我对健康一无所知

我随波逐流

我是疫苗僵尸，僵尸 [1]

　　"油管"上，震耳欲聋的说唱歌曲，色彩绚丽的动画——《疫苗僵尸》（*Vaccine Zombie*）中，刻画的是在疫苗的决策中，人们没有话语权，如同牵线木偶般的被支配感。

　　在后面的歌词中，这种情绪变得更加强烈，表达被奴役感的语言喷薄而出，"我总是按照要求做，正如媒体暗中的建议……我不想被逮捕，所以我不抗议……就像一个医疗奴隶……就像一个医疗奴隶。"

　　疫苗从一开始就在个人选择与公共卫生、自主与合作之间徘徊，而那些挥舞着自由主义旗帜的人，在广义上反对政府控制的运动中，找到了安居之所。这首名为《疫苗僵尸》的歌曲及其表达的观点被放在了一个名为"拒绝者[2]"的网站上，"拒绝者"也是乐队的名字，乐队成员的核心观点是反对政府控制。另一首歌曲《不伤害》哀叹现代医学忘记了希波克拉底的誓言"不伤害"。

在那些质疑或拒绝接种疫苗的人中，被政府或其他部门控制的抵触情绪占了主导地位[3]。这些人不希望被"关注"或监视、被统计或控制，以及被期望不加思考地随波逐流。"群体"免疫的概念，尤其让人产生这样的感觉：人们像羊群一样被赶着走，他们的精神状态毫无疑问也像羊群那样，缺乏自主性，只是按照"体系"的指示行事。

在后真相时代，羊人"sheeples（像羊群一样的人）"一词又重新流行了起来。自 20 世纪 40 年代中期以来，这一词主要指那些盲目听从政府指令，不加质疑的人。重点关注疫苗的网站和讨论已经采用了这个术语，这个术语对一些人很有吸引力，这些人将实现"群体免疫"的宣传解释为，驱使着不加批判的、"医生说什么，我们就做什么"的公众去接种疫苗。一些疫苗批评者在被"反对政府控制、窥视和监视"的宣传主导的网站上露脸，比如"每日的羊群"，其口号是"唤醒羊群[4]"。

一家网站发布了一篇评论文章，评论了法国和西班牙边境附近 200 只绵羊被熊惊吓后从悬崖上跳下的真实新闻[5]。这篇文章将羊群的行为比作政府使用恐吓战术来控制公众的方式[6]。

身受控制的公众观念，以及被剥夺话语权和选择权的感觉，从一开始就是疫苗接种的致命弱点。其中一些情绪出于原则，另一些源于被政府控制的过往经历，从而造成焦虑和质疑，特别是在面对大规模疫苗接种运动或命令之时。在本章中已提及公众感到个人、群体尊严和尊重被侵犯，也列举了一些对政府动机不信任的实例。公众对强制接种疫苗的抵制问题将在第4章"各执己见"中进行更详细地讨论。

由于个人和群体感觉没有被征求意见，并且他们的观点没有得到尊重，在世界各地开展的疫苗接种运动和试验已经停止或暂停。包括肯尼亚的天主教主教在内的许多人，对被排除在外感到不满，也不相信那些实施破伤风和脊髓灰质炎疫苗接种运动的人的动机。这是一个关于尊严、尊重、渴望发声和沟通的问题。他们渴望有人倾听他们的心声，他们的担忧，尊重他们作为社区中值得信赖的领导者的角色，并对疫苗接种运动做出贡献。

与天主教主教感到他们没有被邀请参与疫苗推广运动相似，2009年10月1日，在印度，妇女激进分子动员52个健康组织和激进分子签署一份呈送给卫生部的倡议书，要求立即在两个州停止宫颈癌疫苗项目，呼吁在"一个月内"公开共享更多的信息，"对相关问题进行公开辩论，并积极寻求健康组织、妇女团体和其他民间社会成员的意见 [7]。"2010 年 4 月 7 日，出于对疫苗项目的继续进行而他们早先的要求没有得到满足的愤怒，在一场高度公开的新闻发布会上，一份由 68 个组织签署的倡议书被宣读。这一次，激进分子声称，有女孩在接种宫颈癌疫苗后死亡，印度政府被迫在当天暂停了疫苗项目 [8]。

尽管后来的调查发现，与宫颈癌疫苗有关的疑似死亡病例实际上都不是由疫苗引起的，而是由溺水、疟疾和被蛇咬等多种其他原因引起的，但直到 2020 年初，国家仍未开始实施宫颈癌疫苗接种计划。虽然锡金、旁遮普邦和德里的少部分提倡者开始希望接受宫颈癌疫苗，但大部分公众仍表示焦虑和怀疑，这揭示了长期的失信危机 [9]。

2013 年，日本政府迫于公众压力，暂停了"积极主动"地建议宫颈癌疫苗的接种，作为对公众压力的回应。一些母亲声称她们的女儿受到了宫颈癌疫苗的伤害，成立了一个"受害者小组"，发起了一场反对疫苗接种的运动，并索要赔偿。负责调查疫苗与女孩症状之间关系的委员会经评估指出，女孩们的症状确实存在，但没有发现疫苗与这些症状之间的联系，而是归咎于女孩们的心理反应，这一结论使家长更加愤怒。在 2018 年的一场全球研讨会上，他们召集了来自世界各地有类似经历的父母，这些父母发表了一份声明。在她们的诸多不满中，有一个与疫苗无关，而是针对卫生部门对待他们的方式。这是关于信任的破裂。声明中写道："宫颈癌疫苗的受害者不仅要忍受身体上的痛苦，还要承受精神上的折磨……受害者及其父母基于对卫生监管部门的信任而同意接种宫颈癌疫苗，但他们现在被指控为

'反疫苗群体'。"在这份行动号召中，他们呼吁政府"避免采取歧视或诽谤宫颈癌疫苗接种受害者的行为 [10]"。

2015 年，加纳暂停了两项埃博拉疫苗接种试验，因为有流言称，试验计划没有征求公众意见，公众质疑疫苗会传播致命的埃博拉病毒而不能预防它，因而这些流言引发了公众的愤怒，以及在科学家和议员间的争辩，而所有这些都被媒体放大 [11]。同样的，埃博拉疫苗流言引起的极端反应不仅仅是关于疫苗本身，也是关于疫苗接种的过程，是关于未被询问和未被告知的感受。

对疫苗的立场已融入了一系列性格特征中，它们刻画了你是谁、你相信什么，社会对这种身份的接受程度也是一个尊严的问题。弗朗西斯·福山（Francis Fukuyama）在他的《身份政治》（*Identity Politics*）一书中写到了人类心理的三个维度，以及驱动我们的决定和行为的因素，即欲望、理性和尊严。这三种因素都会影响关于疫苗的决定，这些决定不再是盲目地接受可信专家的意见，而是经过仔细考虑和推敲的，是一个由自主决定权的欲望所驱动的过程。

公共卫生专业人员也感到他们的尊严成了问题，对他们的职业尊重受到抨击。他们不能理解为什么一些"应该更了解"的人却拒绝接种疫苗。此外，他们其中一些人也犹豫是否要接种疫苗，这使得信任危机每况愈下的网络更加脆弱。一些人违背他们的科学判断，屈服于患者的要求，推迟接种或选择不接种疫苗，因为在面对越来越多的质疑时，他们渴望维护这种关系——信任。

2011 年《儿科学》（*Pediatrics*）上发表的一项研究报告指出 [12]，在美国接受调查的医生回答，出于对长期并发症的担心或其他一些没有特定的担心原因的一般性的忧虑，在有 2 岁以下孩子的父母中，超过 90% 的人要求改变孩子的疫苗接种计划。尽管已有大量相反的证据，关于自闭症风险的流言仍然存在，75% 的受访家长提及了对自闭症的担忧。尽管医生们认为推迟接种疫苗对孩子们不太有利，但近40% 的医生还是同意了父母们的请求。而在 2009 年的一项类似调查中，只有 13% 的医生同意改变疫苗接种计划。

医生决定向家长让步的原因主要是，他们觉得这样可以与这些家庭建立信任（82%），避免家长再另找医生（80%）。他们中的大多数人都觉得，他们为改变父母的想法所做的一切努力都是徒劳的。

一些医生面对患者的诸多问题疲惫不堪，但仍希望用更多的时间来建立与患者间的信任，而另一些医生则干脆屈从于父母的请求。有些则担心更极端的攻击性的反疫苗情绪，一位加拿大医生说："干

草叉都要亮出来了 [13, 14]。"

***

这些混乱场面是有始作俑者的。安德鲁·韦克菲尔德因其在麻风腮疫苗方面的错误科学而臭名昭著，但仍不乏有人将其奉为真理的代言人，他通过同情那些感觉被体制拒之门外、观点和担忧被视为"无知"而被摒弃的人，来吸引人们的追随。他的共情赢得了他的追随者。对他们中的许多人来说，韦克菲尔德也是一个"受害者"，他的声音受到压制，观点受到科学机构的审查。一位忧心忡忡的家长写信给我，其中说到"韦克菲尔德是一个正直的人，也是这个世界上为数不多的敢于直言的医生之一……14 年前，我的儿子被麻风腮疫苗所伤。为了群体免疫而牺牲许多儿童的生命合乎道德吗？我认为不是。我向安德鲁·韦克菲尔德博士的开创性工作致敬 [15]"。

一些人对他们的"英雄"被吊销行医执照的愤怒体现在网上的评论中。有人对这条新闻做出了反应，暗示韦克菲尔德因为听取了家长的意见而被吊销了行医执照，"因为听取了目击者的证词而被吊销了执照"，进而将这看作社会瓦解的表象。"这句话充分说明了我们的社会已经变得多么堕落，而且那是 20 年前的事了！[16]"

韦克菲尔德迎合父母们的情绪，倾听他们的观点，给他们一种尊严感，赢得了他的追随者。他的"你最了解"的观点吸引了他的追随者。人们可以看见追随者们在抗议中支持他，他们举着标语牌，那上面写着"安德鲁·韦克菲尔德：倾听父母的心声，关心生病的孩子"。

没有受到尊重或问题被驳回的年轻母亲，更容易被共情、愿意倾听的领导者所吸引。正如一位年轻妇女在考虑怀孕期间是否接种流感和百白破

（Tdap）疫苗时所解释的那样，"我问了一些问题，那是……一种居高临下的态度……他们怎么得出答案的？我觉得有点像，'嗯，你让自己怀孕了，所以要自己面对它，把传单拿去读，然后自己研究'……感觉就像他们不屑理睬你一样 [17]"。

尊严是人类的根本。不知何故，在匆忙接种疫苗和保护"种族"的过程中，失去了对这一感觉的关注和尊重。

神学家和伦理学家史蒂芬·帕蒂森（Stephen Pattison）在关于英国麻风腮疫苗失败的评论中写道，"科学家必须小心，不要把恐惧和保守视为无知，然后，试图用一种生硬的'理性'工具摧毁它 [18]"。诚然，父母的恐惧和担忧需要同情，而不是评判。

实际上，韦克菲尔德 1998 年发表的关于 12 名儿童的研究并不是反疫苗情绪的开端，追溯到起源，应该是其经常被引用的 1992 年英国报道的由于不良反应致使两种麻风腮疫苗暂停接种，这给家长们带来了普遍的焦虑以及对疫苗可信度的质疑。韦克菲尔德了解到了那些觉得自己的孩子被疫苗伤害了的家长们与日俱增的焦虑和悲伤，而且给了他们一些安慰。家长们的担忧支持了韦克菲尔德的观点，而他的科学同行们却越来越不予苟同。韦克菲尔德和他的追随者都有一种与科学机构背道而驰的感觉。《柳叶刀》期刊发表的论文被撤回和英国医学总理事会暂停韦克菲尔德的行医资格证书，只会增加家长们对他的信任，并将他视为他们事业的殉道者。

英国在 20 年中斥巨资进行研究，调查公众关注的问题，解决问题，并共同努力重建公众信任，将麻风腮疫苗的覆盖率恢复到韦克菲尔德发表文章之前的水平。

与此同时，"麻风腮疫苗可能导致自闭症"这一已被拆穿的流言，继续在世界各地传播。而今已经夸张到引发了对政府的不信任，并隐蔽在一个难以反驳的口号中，即支持选择和话语的自由。

当与科学共识不一致的疫苗观点和另类声音被驳回或制止时，人们就会援引审查制度的说法。例如，在科学界向纽约翠贝卡电影节创始人罗伯特·德尼罗（Robert DeNiro）施压后，安德鲁·韦克菲尔德的电影《疫苗黑幕：从隐瞒到灾难》(*Vaxxed*)，被从电影节上撤下。对于韦克菲尔德的追随者来说，关于疫苗的真相被隐藏了，这与电影本身的叙述相呼应。从澳大利亚到美国和意大利，世界各地的其他组织都动员起来捍卫该影片的放映 [19]。

你可能不支持某个观点，但在一个民主国家，阻止一部电影的放映是不可容忍的。参议院已成为一种不可接受的审查制度的主角……我们今天向参议院检察官提出申诉，控告他违反了宪法第 21 条。

（来自意大利消费者团体对审查《疫苗黑幕：从隐瞒到灾难》的意见 [20]）

自由主题将疫苗问题嵌入到更广泛的权利议程中，并吸引了一些可能并不认为自己本身是"反疫苗者"的追随者，但他们相信更基本的民主选择权。这又关乎尊严与尊重。

在安德鲁·韦克菲尔德的案例中，联合在一起的父母，作为"沃土"，在寻找一个领导者，一个愿意倾听他们心声的人，一个切身考虑他们担忧的人，一个站出来替他们讲话的人，一个相信他们的"活生生"证据（患有自闭症的孩子）的人。

他们找到了领袖安德鲁·韦克菲尔德，他理解并相信他们的忧虑，且没有放弃。他的追随者已经逐渐组织成一场日益全球化的家长运动，其中大多数是那些患有自闭症儿童的家长，他们相信自己孩子的自闭症是由疫苗引起的，还有那些不信任"官方"信息或对政府有其他不满的家长。韦克菲尔德是典型的领袖，他通过淬炼自己的信息来俘获群众的思想。正如勒庞所描述的那样，"不需要任何推理和证明，纯粹而简单的肯定是让一个想法进入大众头脑的最可靠的方法 [21]"。

安德鲁·韦克菲尔德继而被邀请与顺势疗法医生（homeopaths）[22, 23] 和绿党（Green Party）成员同台，他们认为，韦克菲尔德的信息与他们产生了共鸣。

尽管被吊销了行医执照，观点也被更多的科学研究揭穿，但韦克菲尔德仍然以近乎福音派的热情继续他的运动，招募好莱坞名人、家长和政客加入他的行动中。韦克菲尔德表示，他在接近美国前总统唐纳德·特朗普（Donald Trump）时并不怯场。在接受英国《独立报》（*The Independent*）采访时 [24]，韦克菲尔德谈到了他与仍处在竞选游说期的特朗普的第一次会面。"我们有四个人代表自闭症及其与免疫接种的联系。他（特朗普）插话说：'你不需要告诉我疫苗会导致自闭症，我亲眼见过。'我们接着讨论了美国的自闭症问题，据美国疾病预防控制中心的数据显示，如果不采取任何措施，到 2032 年，每两个孩子中就有一个会受到自闭症的影响。他说，如果他当选，他会采取一些行动。"

一些领导人公开宣传他们的观点和疑虑，比如特朗普在"推特"上批评了许多疫苗，并暗示疫苗与自闭症之间存在联系。另一些人则通过不作为来灌输疑虑，例如英国前首相托尼·布莱尔在 2001 年隐瞒他的儿子是否接种了麻风腮疫苗的信息，当时公众非常焦虑，需要一位领导人帮助安抚他们。然而，他保持沉默，从而制造了更多的不确定性和疑虑。

虽然不是所有人都喜欢特朗普和韦克菲尔德，

但他们在当地和全球都不乏支持者。世界上最知名（也最爱自我宣传）的疫苗批判家与世界上最有权势的政治人物之间的联盟，可以说是放大了人们对疫苗与自闭症之间的联系的猜想，尽管这种关联从未得到证实[25]。

在特朗普赢得大选之前，反对疫苗接种的游说者就把他视为盟友。选举结果公布后不久，《自闭症年代》（*The Age of Autism*）就发文称，"既然特朗普赢得了选举，我们就可以放心地告诉大家，特朗普在 8 月曾与关注自闭症者会面。他给了我们 45 分钟，对我们的问题进行了深入的了解。盖里（Gary）医生在会议结束时说：'您是唯一一个能解决这个问题的人，'特朗普说：'我会的。'于是，我们满怀希望地离开，投入到更多的工作中"。

无论正确与否，特朗普被一些人视为"一个能创造奇迹的人"，一个正统思维的挑战者。特朗普在

"推特"和公开声明中称，接种疫苗后，儿童会患上自闭症，并呼吁结束联合疫苗，因为"小孩子不是小白鼠"，这是特朗普对疫苗看法的缩影。然而，当面对麻疹疫情时，他呼吁每个人都接种麻疹疫苗，这一立场很快就发生了变化。

特朗普在科学、气候变化、堕胎权和医疗保健的未来等问题上的立场都令人担忧，但围绕疫苗的负面情绪的病毒式传播可能会动摇信心，对于麻疹等更容易传染的疾病来说，会立即造成不堪的后果。

韦克菲尔德离开英国后搬到了德克萨斯州，在那里，疫苗豁免的趋势一直在稳步增加，2018 年的豁免数量达到了 5.7 万例。这比 2017 年增加了 4000 人[26]，而在 2003 年只有 2314 人。

正是他们对公众的"父母最了解"的同情心，让韦克菲尔德和特朗普在各自及重叠的圈子里都获得了受人尊敬的领袖地位。除了韦克菲尔德与特朗普总统的"疫苗导致自闭症"联盟之外，著名疫苗批判家小罗伯特·F. 肯尼迪（Robert F. Kennedy, Jr.）与总统的一次会面，引发了肯尼迪可能担任疫苗科学顾问的流言，这让反疫苗倡导者感到更有权力。肯尼迪在疫苗界最为人所熟知的是他公开反对硫柳汞（一种用于某些疫苗配方中的防腐剂），以及他在联合国环境规划署召集的关于全球汞禁令的谈判上呼吁，将硫柳汞从疫苗成分中移除[27]。

韦克菲尔德、特朗普和肯尼迪正在结成联盟，支持疫苗批判者的事业，这种感觉让他们更加大胆。这个联盟进一步培育了勒庞所说的"群体心理"和"感觉获得一种不可战胜的力量"。报刊、电影、广告牌、"推特"账号及联合国的全球影响力，都强化了人们对风险的认知，从而促使了忧心忡忡的公众更加大声地疾呼。

参考文献

[1] https://www.youtube.com/watch?v=qYI–dC9G0us

[2] https://therefusers.com/how–to–spot–a–vaccine–zombie–video/

[3] http://www.newindianexpress.com/states/karnataka/2017/jan/24/cannot–force–measles–rubella–re–vaccination–if–parents–do–not–agree–tanvir–sait–1563065.html

[4] http://www.thedailysheeple.com/?s=vaccines

[5] https://www.independent.co.uk/news/world/europe/bear–cliff–edge–200–sheep–france–spain–a7856001.html

[6] http://www.sheeple.news/2017–07–30–169–dead–sheep–who–threw–themselves–over–a–cliff–perfectly–demonstrate–how–government–uses–fear–to–control–the–masses.html

[7] http://www.samawomenshealth.in/memorandum–on–concerns–around–hpv–vaccines/

[8] Larson HJ, et al. The India HPV vaccine suspension. *Lancet* 2010;376:572–573.

[9] Sankaranarayanan R. Current status of human papillomavirus vaccination in India's cervical cancer prevention efforts. *Lancet Oncol* 2019;20:e637–44.

[10] http://www.yakugai.gr.jp/topics/file/en/Joint%20Statement%202018%20for%20the%20Victims%20of%20HPV%20Vaccines.pdf

[11] Kummervold P, et al. Controversial Ebola vaccine trials in Ghana: A thematic analysis of critiques and rebuttals in digital

news. *BMC Public Health* 2017;17:642.

[12] Freed GL, et al. Alternative vaccination schedule preferences among parents of young children. *Pediatrics* 2011;128:848.

[13] Ireland N. Doctors worry as anti–vaccination messages escalate from social media misinformation to personal threats. https://www.cbc.ca/news/health/anti–vaccination–threats–against–canadian–doctors–1.5115955

[14] Wong JC. Anti–vaxx "mobs": Doctors face harassment campaigns on Facebook. https://www.theguardian.com/technology/2019/feb/27/facebook–anti–vaxx–harassment–campaigns–doctors–fight–back

[15] Personal communication.

[16] NotSunkYet (re: wakefied). https://www.youtube.com/watch?v=cXst2V2RZR0

[17] Wilson R. "I said no for a reason" Understanding factors influencing vaccination acceptance during pregnancy in Hackney, London. London School of Hygiene and Tropical Medicine, 2017, PhD dissertation, 83.

[18] Pattison S. Dealing with uncertainty. *BMJ* 2001;323:840.

[19] http://www.prnewswire.com/news–releases/vaccine–safety–documentary–widens–release–to–europe–despite–censorship–attempts–300409484.html

[20] http://www.codacons.it/articoli/vaccini_ codacons_ denuncia_ il_ senato_ e_ il_ presidente_ grasso_ 290376.html

[21] Le Bon G. *The crowd: A study of the popular mind.* New York:

Macmillan Co., 1896.

[22] https://www.homeopathy-soh.org/index.php?Itemid= 101&catid=10&id= 317percent3Asociety-supports-che-s-debate&option=com_ content&view= article

[23] Caulfield T, et al. Injecting doubt: Responding to the naturopathic antivaccination rhetoric. *J Law Biosci* 2017:1–21. doi:10.1093/jlb/lsx017

[24] https://www.independent.co.uk/news/health/andrew-wakefield-who-is-mmr-doctor-anti-vaccine-anti-vaxxer-us-a8328326. html

[25] Taylor LE, et al. Vaccines are not associated with autism: An evidence-based meta-analysis of case-control and cohort studies. *Vaccine*. 2014;32(29): 3623–3629.

[26] https://www.houstonchronicle.com/news/politics/texas/ article/Statewide-data-shows-Texas-anti-vaccine-movement-13089963.php

[27] Wechsler J. UN Pact Scuttles Anti-Vaccine Provision. January 23, 2013. http://www.pharmexec.com/un-pact-scuttles-anti-vaccine-provision-0

第 3 章　关于风险
On Risk

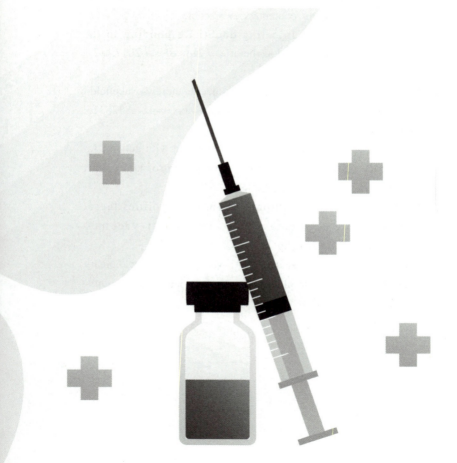

我上网查了一下，有关风险的信息……我认为我没有考虑到这种疾病的风险……也许应该考虑……我感觉大自然一定是对的，一定有一种内在的免疫力，随着时间的推移会逐渐形成，并有望保护她。而且，这不是我们草率做出的决定……几年后我们可能会后悔，但是不管怎样，如果她出了什么事，我们都会后悔我们所做的任何决定[1]。

——凯特（33 岁），关于她为何反对在怀孕期间
接种疫苗的言论

风险意味着未知和冒险。它是关于消极结果的可能性，但也是对更积极结果的希望。危险与机遇并存，没有风险就没有回报。

风险决策存在于我们的日常生活中，有些决策依赖于直觉。面对熟悉的风险，过去的经验使我们能够快速做出反应；而当新的风险来临，却鲜有经

历或知识可以帮助我们决策。

在考虑疫苗风险时，科学界和医学界主要侧重于强调与接种疫苗的风险相比，疫苗在降低疾病风险方面的显著益处。但父母们却不常这样比较两者。就像在本章开头引言中凯特所说的那样，他们主要关心疫苗的风险，而疾病的风险，在他们的日常生活中似乎不那么明显，矛盾的是，这是源自疫苗接种运动的成功。

在决定是否冒险接种疫苗或不接种疫苗的过程中，疑问涌现。其他人是怎么想的？什么是"官方"指导？科学是怎么说的？我的全科医生有什么建议吗？我的家人和朋友是怎么想的？更重要的是，我的直觉是什么，在面对风险时，我如何判断什么是正确的决定 [2]。在网上搜索"有关风险之类的信息"，会发现令人困惑的信息和观点混杂在一起，有些信息非常细致，而所有这些都与流言交织在一起。

凯特在决定怀孕期间是否接种疫苗时，"似乎感觉"依靠自然和婴儿的"内在的免疫力"会保护她，这并不一定是因为有科学证据证明了这一点，而是源自她的直觉。

人们越来越多地认识到，风险认知的特点是，既有基于推理的计算分析，也有与情绪和感觉相关的经验影响。正如风险专家保罗·斯洛维奇（Paul Slovic）所解释的那样，"理性和经验的系统是并行运转的，每个系统似乎都依赖于另一个系统的指导……分析推理只有在情感的引导下才能有效"。他接着说，问题在于"严谨风险分析的支持者认为，应对风险的情感反应是非理性的 [3]"。

声明指出人们对疫苗风险的感受和担忧是"非理性的"，这一言论助长了他们的疏离感，甚至会对"体制"和科学精英产生愤恨。更重要的是，这些感觉在帮助判断信息、流言和经历方面有重要作用，以便"弄明白"它是否"值得冒险"。换而言之，这个问题不是"一个人的决定是理性的还是感性的"，两者都在起作用、都很重要。

我看到的那个护士对我说，"当你到了怀孕的某个阶段……你可以接种一种叫作百日咳的疫苗"。她给了我一张宣传单让我看，但对我来说，还是不理解……然后又出现了更多的信息……之后我决定，我要接种疫苗。实际上，但在我的脑海里，我仍不能百分之百确定，但我还是这么做了。[4]

——露西（27 岁），关于在怀孕期间

决定是否接种疫苗的论调

与凯特不同，同样通过直觉分析信息的过程，让露西得出了不同的结论，她在怀孕期间选择接种疫苗，尽管她不能"100% 确定"。

畅销书《快思慢想》(*Thinking Fast and Slow*)的著者丹尼尔·卡尼曼(Daniel Kahneman)因与阿莫斯·特沃斯基(Amos Tversky)共同进行的关于不确定情况下决策的开创性研究而获得诺贝尔奖。他们发现，经济决策不仅基于对潜在收益与成本的计算，而且还受到多种心理因素的影响。他们把经济学和心理学结合在一起，成为现在行为经济学的基础[5]。同样的原则对于理解人们在面临风险和未知时如何做出是否接种疫苗的决定，也是至关重要的。

卡尼曼在他的诺贝尔奖个人传记中描述了一些早期受到的影响。"作为一年级的学生，"他回忆道，"我读过社会心理学家库尔特·卢因(Kurt Lewin)的著作，并深受他对'生活空间'分布的影响。在他的描述中，动机表现为一个从外部作用于个人的力场，并向各个方向推拉[6]。"

需要更多关注和理解的是"生活空间"，即由家人和朋友，同事、新闻、社会媒体及个人和社会历史组成的"力场"，这些"力场"，从外部作用于个人，在他们做疫苗接种决定时"向不同的方向推拉"，这就需要有更多的自我意识和认知。库尔特·卢因将其量化为"$B = f(PE)$"，简单来说就是人的行为是个体与他们所处环境的一个函数 [7]。凯特和露西在她们第一次怀孕时，都面临着多种风险问题，在众多矛盾的事实和感受的裹挟中，都希望为孩子做出最好的选择。什么该做、什么不该做，什么该吃、什么不该吃，以及对药物和疫苗的选择，这些都是他们生活空间中的众多"推拉因素"。

无论在怀孕期间，还是作为年轻的母亲或个人，疫苗确实有风险，这使得做决定的过程更加复杂；但是，这并不是人们最担心的风险。在过去 20 年里，最常见的风险焦虑之一是人们认为接种麻风腮疫苗可导致泛自闭症障碍（autism spectrum disorder,

ASD）。但是科学研究始终表明，麻风腮疫苗接种和自闭症之间没有联系。另一方面，有证据证实与疫苗相关的其他风险，如麻风腮免疫后偶尔出现发热相关的痉挛，丹麦的研究人员发现这是由一些儿童的基因变异引起的。他们还对受影响的儿童进行了一段时间的跟踪调查，发现大多数儿童都已康复，没有再出现持续的症状 [8-11]。

　　每种疫苗都有不同的风险，其风险程度也不尽相同。大多数疫苗接种后可能伴随轻微的发热和疼痛，而中度和（极少的）重度风险因疫苗而异。在决定是否接种疫苗的过程中，可能存在的风险使母亲希望求助医生，征求家人朋友意见，或在互联网上寻找答案。为了提高疫苗风险的透明度，许多网站列出了每种疫苗的各种常见的、轻度的、严重的和罕见的风险，以及不接种疫苗的风险 [12-14]。此外，家长们通常还会通过多种正式和非正式的渠道寻找信息。

就麻风腮疫苗和对泛自闭症障碍的忧虑而言，儿童首次发现自闭症症状的时间，往往与常规接种麻风腮疫苗的时间相吻合，从而加剧了症状是由麻风腮疫苗引起的看法。在安德鲁·韦克菲尔德和他的同事发表他们的研究（现已撤回）之前，关于疫苗和自闭症发病之间存在联系的流言就已经散播开来。韦克菲尔德等人发表的是一项涉及英国 12 名儿童的案例研究，推测麻风腮疫苗和自闭症症状之间存在联系 [15]。当这种质疑出现在报纸上，特别是当它被主流媒体报道时，人们对这种风险的恐慌就像病毒一样传播蔓延。在接下来的 5 年时间里，由于对风险的焦虑加剧，英国麻风腮疫苗接种率骤降，缺乏疫苗接种，麻疹疫情随之而来。人们用了将近 15 年的时间才使麻风腮疫苗的接种率恢复到 1998 年论文发表之前的水平。与此同时，对自闭症的恐惧已蔓延至全球。

1999 年发表于以色列某个期刊上的另一篇论文中，韦克菲尔德用来自加利福尼亚和伦敦的数据绘制了一张图表，显示自闭症患者随着时间的推移呈陡峭的曲线增长趋势，并指出这两地病例的上升与麻风腮疫苗的引入相关 [16]。但是，随后 20 年中的诸多研究推翻了这张图表，以及 1998 年和 1999 年发表的文章中的假设，这些研究始终没有找到证据证明麻风腮疫苗和自闭症之间存在联系 [17]。另一项针对 60 多万儿童的大型研究显示，接种疫苗的儿童和未接种疫苗的儿童在自闭症患病率上没有差别 [18–23]。这些研究不再将病因归咎于疫苗，而是越来越多地指向遗传因素，以及一些可疑的环境影响，或是父亲年龄的增高 [24, 25]。更新的科学技术可能使人们发现，早在孩子接种疫苗之前，自闭症就已经在子宫里形成了。

尽管如此，公众的焦虑仍然存在。公众尚未了解自闭症的病因，在这完全清楚之前，疫苗和自闭症之间存在联系的风险将会持续存在。公众想要一个清晰、明确的理由来解释自闭症儿童数量的增加，在没有提供一个令人信服的替代解释的情况下，想要破除流言如同煎水作冰。

在被认为是自闭症的可能的原因当中，疫苗中的硫柳汞成分流言被怀疑是另一个罪魁祸首。在英国，人们大多支持安德鲁·韦克菲尔德提出的"麻风腮疫苗导致自闭症"的推理，且该推理在全球获得了广泛关注，而在美国，人们更关注以汞为基础的防腐剂问题。尽管硫柳汞曾在其他一些疫苗中作为防腐剂使用，但从未出现在麻风腮疫苗中。以上两种不同的对自闭症病因的推测（一种是麻风腮疫苗，另一种是其他疫苗中的一种防腐剂），便是公众为焦点问题迫切寻找答案的一个例子。这就是贾穆纳·普拉萨德所说的流言四起的"特征情境[26]"。

对硫柳汞的担忧引发了公众越来越多的关注，并开始关注疫苗中的成分，特别是防腐剂和佐剂。像硫柳汞这样的防腐剂是用来防止疫苗污染的，而像铝盐这样的佐剂则增强了疫苗的效力，但它们都成为质疑和推测风险的目标。对硫柳汞的担忧源于对环境中与汞有关制品的警惕，包括一项联合国围绕禁止汞的条约进行的全球谈判。而硫柳汞含有乙基汞，与更危险的甲基汞不同，乙基汞会被分解，不会留在体内。因此，在一些疫苗中使用极少量的这种物质，以防止疫苗受到污染并保证安全。

但是，在 1999 年，迫于公众对疫苗中硫柳汞的担忧，美国儿科学会（AAP）和美国国家疫苗咨询委员会（National Vaccine Advisory Committee）建议从儿童疫苗中去除硫柳汞，即使研究人员没有发现任何可能的风险。该建议仅是一项预防措施，因为 60 多年来，"它一直被用作防腐剂，没有证据表明其有危害"[27, 28]。结果却适得其反，公众认为预防性建议承认了这一问题，疫苗的接受度开始下降。虽然疫苗接种数量的减少是短暂的，但是在开展广泛研究的同时，还需要积极主动地建立信任。研究结果反复证实硫柳汞与自闭症或其他神经发育障碍之间没有联系，回溯性研究再次证实，即使停用硫柳汞，自闭症发病率也没有下降 [29, 30]。

并非所有人都同意取消硫柳汞的提议。费城儿童医院疫苗教育中心主任、儿科医生保罗·奥菲特表示，"如果它不会造成伤害，那么除去它也不会让它更安全"。"这只会让人'觉得'它更安全，这是完全不同的事情。因此，我们吓到了人们，吓到了医生，吓到了护士……因为我们给了硫柳汞一个'禁'字，导致许多幼儿园已经停止使用乙肝疫苗。由于没有接种疫苗，有些孩子因此失去生命。这不是预防原则。预防原则是指在不造成伤害的情况下谨慎行事。

而我们造成了伤害 [31]"。

奥菲特的声明反映了应对被感知的风险的挑战。在试图平息焦虑的过程中，它们反而会引发焦虑。

创造质疑的环境从而提高风险认知，有时是政策决策的意外后果。不过，在某些情况下，这是有人蓄意为之，从而煽动反疫苗和政治极端化的情绪。这些传播质疑的人在社交媒体上异常活跃，他们有一系列的策略，远远超越了网络的圈子。

广告牌已经成为煽动疑虑、引发流言的手段之一。加利福尼亚的一个广告牌上有一个大红苹果的照片，上面写着这样一个问题，"如果一个苹果里含有……"接着是一个项目符号列表，包括铝、汞、甲醛、聚山梨酯 80、味精、动物细胞和胎儿细胞，最后是一个加粗的文字书写道，"你会吃吗？这些成分疫苗里都有"。发布这则广告的组织还有另一块广告牌张贴在世界的另一端，澳大利亚珀斯的市中心地区。这次没有苹果，而是一个年轻的女人跪在一堆书后面，手肘放在上面，带着疑问的神情拿着一本打开的书。在她旁边，用粗体字写着这样一个问题："你知道疫苗里有什么吗？"在更远的新西兰南部，一个巨大的黑色广告牌上有一张黑白照片，照片上是一位有传统毛利文身的父亲，抱着一个婴儿，这让照片显得更有当地特色，广告牌上写道："如果你知道疫苗的成分，你会冒险吗？"除了红色单词"冒险"，其他单词都是白色的。在意大利，其他广告牌也挑起了关于疫苗风险的类似问题。在比萨这个不仅以其斜塔闻名，而且以其顶级教育机构闻名的城市，一场家长运动正在质疑对疫苗的强制要求。公告牌上写着"Il rischo dell' obbligo"（授权风险），并列出了2014—2016年报道的轻度和重度疫苗不良反应事件的数量，再次引发热议。而在罗马尼亚一条繁华的街道上，一块巨大的红色广告牌上赫然写着"疫苗不安全！了解其中的风险！"

这些广告牌不会受到社交媒体平台新规的影响。他们没有隐藏在志趣相投者的社交媒体圈子里，而是吸引路过街道的个人、父母和政策制定者的注意。这些广告牌在人们心中植入了新的问题，他们以前可能没有考虑过这些问题，但现在已经开始重新考虑了。正如保罗·斯洛维奇指出，将风险作为一种感觉讨论时，情绪特别容易受到"图像和联想"的影响 [32]。

这种挑起问题、制造风险、灌输怀疑和不信任的全球趋势，不仅是流言的开端，还是其滋生的沃土，甚至是人们相信流言并采取行动的欲望。有时，政治领导人为了缓解公众的焦虑，会不顾科学建议，暂时停止疫苗接种运动或项目。他们想要传达一个"我们正在听你说话"的信息，但这却催生了更多的怀疑和流言。1998 年，公众质疑乙肝疫苗可能会导致多发性硬化（MS）[33]，尽管世界卫生组织和其他科学机构认为这是无稽之谈，但在压力之下，时任法国卫生部部长的库什内仍不顾劝阻，暂停了学校的接种计划。暂停接种非但没有让公众放心，反而加剧了他们的担忧，这使疫苗接种停滞了十多年，在 2008 年只有不到 1/3 的儿童接种了乙肝疫苗 [34]。除了政府暂停学校项目外，全科医生和儿科医生由于自身思想的不确定性而缺乏信心，这也加剧了家长的焦虑。一项调查发现，在法国接受调查的全科医生中，88% 的人对疫苗的安全性没有信心，超过60% 的人对其有效性不确定，30% 的人不按照官方的建议为婴儿接种疫苗 [35]。在一个总体对疫苗的信心仍然是世界上最低的国家，科学共识、卫生服务提供者和家长之间，模棱两可的建议和意见分歧加剧了人们对风险的担忧 [36, 37]。

在另一案例中，日本政府在 2013 年 6 月暂停了

"积极主动"接种宫颈癌疫苗的推荐。因为没有证据表明报道的症状是由疫苗引起的，世界卫生组织和其他专业机构都劝阻日本政府不要这样做，但日本政府仍暂停了对 HPV 疫苗"主动接种"的建议。尽管全球科学界已达成了共识，但日本政府却做出了模棱两可的决定，即停止"积极主动"推荐疫苗，同时继续向有需求的人提供疫苗。这一举措，已经足够成为一个风险信号，导致疫苗接受率从 2013 年的 70% 下降至 2014 年的 0.6%，到 2016 年下降至 0.3% [38, 39]。公众并没有从焦虑中解脱，相反他们更加恐惧。

截至 2020 年初，日本政府宫颈癌疫苗接种的"主动推行"仍然暂停，疫苗接种率低于 1%。2020 年发表的一项研究表明，暂停接种的成本意味着：预计 24 600～27 300 名妇女将患宫颈癌，导致 5000～5700 人死亡。而如果在 2013—2019 年，宫颈癌疫苗接种率维持在 70% 或更多，这一情况本可以避免 [40]。

另一个故事发生在菲律宾，在一种新的登革热疫苗问世一年后，一场关于真正的疫苗风险的政治大戏上演。2017 年 11 月，该疫苗生产商的一份备案报告称，他们发现了一种新的风险，即该疫苗可能会使从未接触过登革热病毒的人患上更严重的登革热。由于菲律宾和巴西都暴发了严重的登革热疫情，这种疫苗已经在这两个国家推行 [41]。尽管巴西通过修订指南和对其卫生工作人员的培训来管理这一新宣布的风险，并成功地继续使用疫苗，但有关安全风险的消息在菲律宾引发了愤怒和政治仇恨。这一事件暴露了围绕政治腐败的多层的政治报复、不信任和酝酿已久的愤怒，这远远超出了疫苗风险叙述的范围；因此，登革热疫苗项目被暂停。更糟糕的是，愤怒变成了备受瞩目的法庭案件，指控"鲁莽轻率导致了杀人"。因为人们认为，尽管已经得到了多个国家的广泛审查和认可，但登革热疫苗还是"过于仓促"地被引入了学校疫苗接种计划 [42]。

为了证明是新引入的登革热疫苗造成儿童死亡，人们甚至将孩子的尸体从坟墓中挖出来，甚至包括一些从未接种过疫苗的孩子。虽然这种风险是真实存在的（尽管很罕见），但被社交媒体放大的恶性政治攻击损害了公众的信任。家长们不仅害怕登革热疫苗，而且也不让他们的孩子接种麻疹疫苗，甚至不接受卫生部门通过学校项目提供的驱虫药物。总体公信度大幅下降 [43]，随之而来的便是创纪录的麻疹疫情。

有效性与风险并存的疫苗（有时被称为"漏洞疫苗"）是对公众信心的挑战。疫苗确实有风险，有些风险比其他风险更大。但它们也能预防严重的疾病。就登革热而言，新疫苗是在登革热感染猖獗、医院病房爆满、儿童死亡的高峰期引入的。从公共卫生的角度来看，急需引进一种能够遏制这样一种严重疾病的传播和灾难性影响的新疫苗，但在政治选举的背景下，时机不佳。

对风险的科学评估和公众对风险的认知之间的紧张关系并非疫苗所独有，而且与环境问题之间的紧密联系由来已久。影响了从疫苗中移除硫柳汞决定的"预防原则"是在 20 世纪 70 年代日益激烈的环境行动辩论的背景下确立的，当时政治家和政府官员在科学建议和公众要求之间摇摆不定。

在那个时代，风险沟通领域正在形成，公众的参与是很有力量的，当时确定的一些问题和战略对当今关键疫苗的争辩至关重要。彼得·桑德曼（Peter Sandman）是风险沟通领域的早期先驱之一，他定义了一些描绘风险认知和影响决策的关键问题。他的工作主要围绕环境风险定义了"风险沟通"[44]这一术语的领域，而桑德曼的核心问题与理解公众对疫苗的看法高度相关。"它是自愿的，还是被迫的？""它是被我控制，还是被别人控制？""它是公平的，还是不公平的？""它是熟悉的，还是陌生的？""它是天然的，还是合成的？"正如桑德曼所说，"自然的风险是'上帝的压迫'。比起监管机构或跨国公司，公众对上帝更宽容[45]"。

在疫苗的背景下：选择与被迫的问题、更喜欢天然的东西胜过化学的东西、考虑疫苗是成熟的还是创新的、权衡疫苗所预防疾病的严重性、确定系统是否公平和可信、对于那些考虑接种疫苗的人来说，评估响应能力和关注的问题，这些所有的不确定性都是流言和信息寻求的沃土。

1995 年，风险沟通专家巴鲁克·费肖夫（Baruch Fischoff）总结了风险沟通在最初 20 年的演变。他认为这是一连串的飞跃，从"所有我们要做的就是得到正确的结果"和"所有我们要做的就是告诉他们（公众）结果"，到"我们要做的就是解释我们所说的结果"和"我们要做的是让他们知道，他们在过去已经接受了类似的风险"。接下来是"我们所要做的就是让他们知道，这对他们来说是一笔不错的交易""我们所要做的就是善待他们""我们所要做的就是让他们成为我们的合作伙伴"，最后还有一句"以上都是 [46] "。

自费肖夫在 1995 年发表论文后的 20 年以来，科学界已经进一步发展，认识到这不仅仅是要正确地传达"我们的"（科学或政府权威）风险信息，而且还需要理解公众对风险的认知。

与此同时，风险格局也发生了巨大变化。正如罗杰·卡斯珀森（Roger Kasperson）及其同事在他们的环境风险研究中所描述的那样，随着公众拥有即时获取信息和意见的能力，以及快速连接和分享的工具，出现了前所未有的"社会风险放大"。这些风险因素的放大不仅发生在风险的技术评估中，也发生在社会、政治和情感因素中，这些因素会加速风险的扩散和随之而来的恐慌。这种动态与库尔特·卢因的"生活空间"中描述个人的推与拉的动态相似，对丹尼尔·卡尼曼在行为经济学方面的开创性著作影响深刻。但是，在风险框架的社会放大过程中，当足够多的个体被推或拉向同一个方向时，当一个个体的情绪开始影响群体而不是几个个体时，一种新的动态就出现了。《风险的社会放大》（*Social Amplification of Risk*）[47] 是指导我如何看待疫苗情绪的动态、流言的演变和影响人类行为的风险认知的圣经。

为什么关于疫苗的流言层出不穷，其中一个关键的原因便是，疫苗总伴随风险。即使有最有力的科学证据，不确定性仍然存在，流言的沃土也会时隐时现。我们面临的挑战是如何管理流言，减少有目的的恐吓；同时，倾听需要进一步调查的重要线索。至关重要的是，在公众和科学家之间建立对话，让公众参与到公共卫生事业中来，而不是用近乎审查的态度封锁流言蜚语，这将是至关重要的。这是一个生死攸关的问题。

参考文献

[1] Wilson R. "I said no for a reason" Understanding factors influencing vaccination acceptance during pregnancy in Hackney, London: London School of Hygiene and Tropical Medicine, 2017, PhD dissertation, 150.

[2] Karafillakis E, Larson HJ. The benefit of the doubt or doubts over benefits? A systematic literature review of perceived risks of vaccines in European populations. *Vaccine* 2017;35:4840–4850.

[3] Slovic P, et al. Risk as analysis and risk as feelings: Some thoughts about affect, reason, risk, and rationality. *Risk Analysis* 2004;24(2):311–322.

[4] Wilson (n1) 81.

[5] Kahneman D, Tversky A. Choices, values, and frames. *Am Psychologist* 1984;39(4):341–350.

[6] Daniel Kahneman biography. https://www.nobelprize.org/prizes/economic–sciences/2002/kahneman/facts/

[7] Lewin K. *Principles of topological psychology*. New York: McGraw–Hill, 1936, 12.

[8] Barlow WE, et al. Centers for Disease Control and Prevention Vaccine Safety Datalink Working Group. The risk of seizures after receipt of whole–cell pertussis or measles, mumps, and rubella vaccine. *N Engl J Med* 2001;345(9):656–661.

[9] Vestergaard M, et al. MMR vaccination and febrile seizures: Evaluation of susceptible subgroups and long–term prognosis. *JAMA* 2004;292(3):351–357.

[10] Sjøgren K. Breakthrough: Why MMR vaccine can give children febrile seizures. *ScienceNordic* November 11, 2014. http://sciencenordic.com/breakthrough–why–mmr–vaccine–can–give–children–febrile–seizures

[11] Feenstra B, et al. Common variants associated with general and MMR vaccine–related febrile seizures. *Nat Genetics* 2014; 46:1274–1282.

[12] US Centers for Disease Control (CDC). https://www.cdc.gov/vaccines/vacgen/side–effects.htm

[13] The *Vaccine Safety Net* reviews the accuracy of various websites and creates a list of recommended sites for information on vaccine safety; see https://www.vaccinesafetynet.org/

[14] Children's Hospital of Philadelphia. Vaccine safety references. https://www.chop.edu/centers–programs/vaccine–education–

center/vaccine–safety–references

[15] Wakefield A, et al. Retracted: Ileal–lymphoid–nodular hyperplasia, nonspecific colitis, and pervasive developmental disorder in children. *Lancet* 1998;351(9103):637–641.

[16] Wakefield AJ, Montgomery SM. Autism, viral infection and measles–mumps–rubella vaccination. *Israel Med Assoc J* 1999;1:183–187.

[17] Coghlan A. Autism rises despite MMR ban in Japan. *New Scientist,* March 3, 2005.https://www.newscientist.com/article/ dn7076–autism–rises–despite–mmr–ban–in–japan/

[18] Hviid A, et al. Measles, mumps, rubella vaccination and autism: A nationwide cohort study. *Ann Intern Med* March 5, 2019. doi:10.7326/M18–2101

[19] Chen W, et al. No evidence for links between autism, MMR and measles virus. *Psychol Med* 2004;34(3):543–553.

[20] Smeeth L, et al. MMR vaccination and pervasive developmental disorders: A case–control study. *Lancet* 2004;364(9438): 963–969.

[21] Fombonne E, et al. No evidence for a new variant of measles– mumps–rubella–induced autism. *Pediatrics* 2001;108(4):E58.

[22] Hornig, M, et al. Lack of association between measles virus vaccine and autism with enteropathy: A case–control study. *PLoS One* 2008;3(9):e3140.

[23] DeStefano R, Shimabukuro TT. The MMR vaccine and autism. *Ann Rev Virol* 2019;6:1.1–1.16.

[24] Sandin S, et al. The familial risk of autism. *JAMA*. 2014; 311(17):1170–1777.

[25] DA Rossignol, SJ Genius, Frye RE. Environmental toxicants and autism spectrum disorders: A systematic review. *Transl Psychiatry* 2104;4:1–23.

[26] See Jamuna Prasad (1935) in Chapter 1.

[27] Joint Statement of AAFP, AAP, ACIP, and the USPHS on thimerosal in childhood vaccines. June 2000. http://www. vaccinesafety.edu/AAFP–AAP–ACIP–thimerosal.htm

[28] Centers for Disease Control. Understanding thimerosal, mercury, and vaccine safety. https://www.fda.gov/media/83535/ download

[29] Institute of Medicine (IOM), Committee on the Assessment of Studies of Health Outcomes Related to the Recommended Childhood Immunizations Schedule. *Childhood immunization schedule and safety: Stakeholder concerns, scientific evidence, and future studies*. Washington, DC: National Academies Press, 2013.

[30] Taylor LE, et al. Vaccines are not associated with autism: An evidence–based meta–analysis of case–control and cohort studies. *Vaccine* 2014;32(29):3623–3629.

[31] Paul Offit interview on removing thiomersal as a "precautionary measure." http://straighttalkmd.com/precautionary–principle– removing–thimerosal–vaccines–hasnt–made–safer/

[32] Slovic P, et al. Risk as analysis and risk as feelings: Some

thoughts about affect, reason, risk, and rationality. *Risk Analysis* 2004;24(2):311–322.

[33] Dorozynski A. Suspension of hepatitis B vaccination condemned. *BMJ* 1998;317:1034.

[34] Balinski MA. Hepatitis B vaccination and French society ten years after the suspension. *J Clin Virol* 2009;46:202–205.

[35] Balinska MA, Léon C. Opinions et réticences face à la vaccination. *Rev Med Int* 2007;28:28–32.

[36] Rabesandratana T. France most skeptical about science and vaccines, global survey finds. *Science* Jun. 19, 2019. https://www.sciencemag.org/news/2019/06/france–most–skeptical–about–science–and–vaccines–global–survey–finds

[37] Wellcome Global Monitor 2018. https://wellcome.ac.uk/reports/wellcome–global–monitor/2018/chapter–5–attitudes–vaccines

[38] Hanley S, et al. HPV vaccination crisis in Japan. *Lancet* 2015;385(9987):2571.

[39] Japan Ministry of Health Labour and Welfare. https://www.mhlw.go.jp/topics/bcg/other/5.html (Reporting 2016 HPV vaccine uptake at 0.3%.)

[40] Simms KT, Hanley SJB, Smith MA, Keane A, Canfell K. Impact of HPV vaccine hesitancy on cervical cancer in Japan: a modelling study. *Lancet Public Health* 2020;5:e223–34.

[41] Global Vaccine Safety Initiative. *Report of a meeting, Santiago, Chile, October 8–9, 2018*. Geneva: World Health Organization, 2019. (WHO/MVP/EMP/SAV/2019.1)

[42] https://www.sciencemag.org/news/2019/04/dengue–vaccine–fiasco–leads–criminal–charges–researcher–philippines

[43] Larson HJ, Hartigan–Go K, de Figueiredo A. Vaccine confidence plummets in the Philippines following dengue vaccine scare: Why it matters to pandemic preparedness. *Hum Vaccines Immunotherapeut* 2018. doi:10.1080/21645515.2018.1522468

[44] The first national "risk communication" conference took place in January 1986, in Washington, DC. The "National Conference on Risk Communication," was sponsored jointly by the Environmental Protection Agency, the National Science Foundation, and the Conservation Foundation" (Sandmann, 2009 Berreth Lecture).

[45] Sandman P. *Hazards vs. outrage: Responding to community outrage,* 1993. http://psandman.com/media/Responding to Community Outrage.pdf

[46] Fischoff B. Risk perception and communication unplugged: Twenty years of process. *Risk Analysis* 1995;15(2):137–144.

[47] Pidgeon, N., Kasperson, R., & Slovic, P. (eds.). *The Social Amplification of Risk.* Cambridge: Cambridge University Press, 2003.

第 4 章　各执己见
Volatility of Opinion

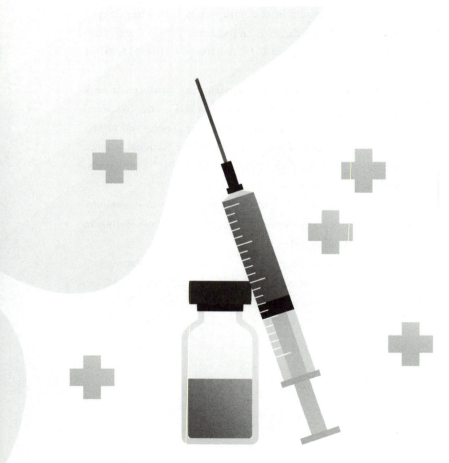

第 4 章　各执己见

主席说几乎没有什么问题比接种疫苗这个主题更有争议性。

——莱斯特出版社（英国，1884 年）[1]

2015 年 1 月 5 日，加利福尼亚州公共卫生部报道了一名 11 岁儿童疑似因患麻疹住院。同一天晚些时候，报道了另外 6 例疑似麻疹病例——4 例在加利福尼亚州，另 2 例在犹他州。他们都有一个共同点，都去过加利福尼亚州南部的迪士尼主题公园。至 1 月 7 日，所有报道的病例都被确诊为麻疹，并发布了新闻通告与全美其他州的公共卫生部门共享信息。截至 2 月 11 日，全美共报道了 125 例麻疹病例，其中 110 例发生在加利福尼亚州。加利福尼亚州的病例中，39 例曾到访迪士尼乐园，34 例曾接触过在迪士尼乐园感染麻疹的人士，37 例病源不明。加利福尼亚州以外的 15 个病例分别发生在亚利桑那州、科罗拉多州、内布拉斯加州、俄勒冈州、犹他州和华盛顿州，这些病例都与到访迪士尼乐园有关。感染麻疹的患者在 6 周龄至 70 岁。据报道，远至加拿大和墨西哥，也有 10 例与迪士尼乐园有关的新增病例，并且引发这次疫情的麻疹病毒株，甚至被追溯到菲律宾。

每年约有 2400 万人到访加利福尼亚州的迪士尼主题公园，而在世界范围内，每年大概有 4 亿人游览类似的公园 [2]，与其他的大型聚会一样，主题公园为病毒的传播提供了适宜的场所。国际游客不仅共享了他们对主题公园的热爱、对运动的热情，或是共同的宗教信仰，而且同时也共享了他们无意中带回家的病毒。

在迪士尼乐园聚会的人群，可能有家人或朋友，但总体来说，这是一个混杂的群体，除了他们对迪士尼乐园的兴趣之外，很难找到其他共同之处了。

不同于在主题公园内肢体上拥挤接触的人群，麻疹疫情的暴发促成了一个新的群体。这一新的群体、新的思想认为，迪士尼乐园麻疹疫情的暴发为他们自身的弱点敲响了警钟，而这很大程度上归咎于其他人没有接种疫苗。因此，他们感到非常愤怒。他们一度容忍疫苗的怀疑者和拒绝者，而今后果真的出现了。号称"地球上最快乐的地方"的迪士尼乐园疫情的暴发，是一个举世瞩目的平台，一个表演的舞台，也是一个推动制定更严格的疫苗接种法律的机会。

在宣布麻疹疫情暴发 5 个月后，一个名叫瑞德（Rhett）的 7 岁男孩将一个装有 3 万多人签名的盒子交给州长杰里·布朗（Jerry Brown），他和家人住在加利福尼亚州疫苗豁免率最高的地区之一。瑞德要讲述他自己的经历，他个人的主观情感促使他和其他人一起发出呼吁，支持参议院为应对迪士尼乐园疫情而提出的法案（SB-277）。该法案要求暂停个人信仰豁免，家长们不能仅凭个人的判断就选择不给自己的孩子接种疫苗。在加利福尼亚州议会上，瑞德讲述了他与血癌抗争的故事，他经历了化疗，接受了多种药物，还做了 50 多次腰椎穿刺，目的是"把那些坏（癌症）家伙赶出来"。他呼吁家长们为自己的孩子接种疫苗，以保护自己和他人的生命，因为许多人由于身体状况的原因无法接种疫苗。

州议会通过了该法案，并于 2016 年 1 月颁布 [3]。加利福尼亚州个人信仰豁免的成功推翻，重新点燃了那些强烈反对疫苗接种者的情绪，他们曾利用豁免条款免除了他们孩子必须接受的疫苗接种。美国各地爆发了反对（SB-277）法案的示威游行 [4, 5]，支持反对"医疗暴政"，并要求自由选择的权利。幸而该法案没有受到影响。

法案生效后的前两年，加利福尼亚州幼儿园的疫苗接种率从 93% 上升至 95%，但与此同时，令人担忧的是，医疗豁免的增幅达到了 250%。正如所料，这些新增的医疗豁免是在 SB–277 立法禁止之前，个人信仰豁免数量最多的地区 [6]。新的问题浮出水面：医生违反规则，为一些不打算接种疫苗的父母写下了医疗豁免 [7]。除了持续不断的公众对疫苗的抵抗外，还有那些沉默的、愿意接纳疫苗异议的全科医生。

欺骗性的医疗豁免引发了更大的反应。2019 年初，州参议员理查德·潘（Richard Pan）提出了一项新的法案 SB–276，呼吁增加一层州政府对医疗豁免的批准程序 [8, 9]。一封医生函不再足以逃避疫苗接种。这使得双方的对立情绪愈发强烈。

在围绕拟议的 SB–276 豁免立法辩论时，另一场麻疹危机正在肆虐，全美有 1200 多例麻疹病例。这是美国 25 年来最大的麻疹疫情，仅在洛杉矶就有

700 多名大学生被隔离，以控制疫情传播 [10]。尽管疫情严重，但针对拟议中的 SB–276 法案的抗议活动还是暴发了，一些人认为新立法将是一项极端不公平的措施。罗伯特·F. 肯尼迪直言不讳地反对疫苗中的硫柳汞，他与女演员杰西卡·比尔（Jessica Biehl）联手在加利福尼亚州参议院亲自游说反对这项法案，但以失败告终。

在美国的另一边，罗克兰县和纽约州的布鲁克林，另一场麻疹疫情正在东正教犹太社区像野火一样蔓延，当地麻疹疫苗接种率极低，无法保护社区，病毒导致 400 多人患病。这次麻疹病毒是从去过乌克兰、菲律宾和以色列的旅行者那里输入的，他们无意间携带了病毒回家，使病毒在社区中没有接种疫苗的人之间传播。

考虑到疫情的严重程度，罗克兰县采取了前所未有的紧急措施，包括禁止任何未接种疫苗的人进入公共场所，如学校、购物中心、餐馆和礼拜场所，否则将面临监禁的危险[11]。尽管该命令只有 30 天的期限，却因为违反了宪法而被驳回。

麻疹疫情也在布鲁克林迅速传播，纽约市卫生专员发布命令，要求受影响最严重社区的所有儿童和成年人都必须接种麻风腮疫苗，否则将面临 1000 美元的罚款。布鲁克林的一些家庭对这一命令提出了疑问，但在法庭上败诉。法官做出了支持纽约市卫生专员命令的裁决[12]。情况十分严峻。

大量儿童未接种疫苗并非是宗教上的要求，而一定程度上是由于该社区的一位母亲散布了忧虑的种子，她创建了一个名为"家长教育和倡导儿童健康"（Parents Educating and Advocating for Children's Health，PEACH）的组织。该组织自 2014 年以来一直很活跃[13]，但直到 2018 年末严重麻疹暴发引起人们对社区疫苗接种水平不足的关注后，该组织才变得更加显眼。该组织制作了宣传册，一本被称作"知情家长指南"的《疫苗安全手册》，讲述了一位母亲的故事。她过去信任自己的医生，让孩子接种疫苗，但后来面临一系列问题，她将这些问题归咎于孩子所接种的疫苗。虽然医生向她保证，疫苗不是她孩子耳朵感染和其他症状的原因，但她决定自己做调查，结果发现网上有大量关于疫苗安全性的负面信息。

这本《疫苗安全手册》配有一幅漫画，画中一位年轻的母亲抱着她的孩子，问医生是否读过 PEACH 的宣传册，医生反驳说："所有的参考资料都是捏造的！把它扔进垃圾桶吧！！"漫画下面的标题写着"或者，你可以自己做决定"。这幅漫画本身是一种恶搞，它描绘的信息很可能触动了其他母亲，她们也感受到了医生同样的不屑一顾的态度，这激发了她们争取自主决定的动力。

PEACH 的宣传册，就像广告牌一样，涉及的影响范围超过了那些在网上搜索疫苗信息或在社交媒体圈子里分担忧虑的人。除了可以在网上获得，他们还印刷了小册子和 42 页的指南分发给纽约当地社区的成员，并邮寄给其他州的东正教社区成员，这激起了那些支持接种疫苗的人的愤怒，也让其他人三思而后行 [14]。

回到加利福尼亚州，在围绕医疗豁免的激烈辩论中，州长签署了 SB-276 使之成为法律。但这并不是没有激起抗议。正如《华盛顿邮报》报道的那样，"加利福尼亚州州长本周签署了一项支持疫苗的法案，使之成为法律。然后抗议活动变得很离谱"。抗议者扰乱了签字仪式，其中一人从阳台上往参议院地板上扔月经血，同时在被捕前高呼这是为了纪念死于疫苗接种的婴儿。在州议会大厦内外，抗议者蜂拥而至，两人将自己锁在其中一个入口，以封锁通道。抗议活动持续了 1 周，包括为所有他们认为受到疫苗伤害或死亡的儿童举行的烛光守夜活动。

抗议者高唱着"我们终将胜利"，高举着"欢迎来到纳粹福尼亚"和"这是新的民权运动"的标语，这激起了那些认为抗议者主要是白人和精英的人的不满[15]。加利福尼亚州的一位女议员评论说，民权运动的说法似乎是"边缘种族主义"，她还说，"整个关于疫苗接种的讨论实际上都是关于特权和机会的[16]"。

***

人们对疫苗各执己见，民粹主义和政治极端化的大环境加剧了这一问题，社交媒体上分裂情绪的反响又进一步助长了这一问题[17]。这是一场火花、沃土和放大器的完美风暴，国家元首、好莱坞和宝莱坞名人、无良科学家和其他关键的有影响力的人将社交媒体平台用作公共讲台，写书、拍电影、张贴广告牌，所有这些都在挑战科学专家和卫生部门，展示关于真相的另类的观念。

　　那些与民粹主义领导人站在一起、对精英怀有愤怒、疏远和怨恨情绪的公众所具有的特征，与那些质疑甚至拒绝接种疫苗的人的情绪别无两样。随着"反疫苗"一词在媒体和公共论坛的普遍使用，不同的观念变得更加对立。通过将世界划分为反对疫苗的阵营（从疫苗的授权到疫苗的成分）和"支持"疫苗的阵营，疫苗辩论本身已经变成了民粹主义，不允许另类、多元的观点和与科学对立的价值观，而不是同时接受这两种观点。正如一位犹豫不决，但不是"反疫苗"的母亲在英国广播公司电台节目中所说的那样，"我们不是食古不化之人[18]！"

　　维护言论自由、选择自由和个人尊严的权利都是健康的民主社会的特征。但对于疫苗这样的技术，逆势而为的观点是有问题的，因为它的成功，至少对许多疫苗来说，取决于"群体"或群体合作来达到群体免疫。群体免疫，有时也称为"社区免疫"，是指人群中有足够多的人已经接种了某种疾病的疫苗，并获得了"免疫"，这样就可以阻断病毒（如麻疹病毒）的传播，并保护群体中的其他人不被感染。这对于那些身体状况不佳，或者因为年纪不够不能接种疫苗的人来说尤其重要。当民粹主义和政治极端化破坏民主的核心，疫苗决策被政治化时，免疫力就会受到影响。

世界各地的公众正在挑战已经成为"常态"的事物。他们厌倦了那些所谓专家和权威指手画脚的指导。他们感到与"体制"格格不入，对越来越多的疫苗或联合疫苗被推荐或有时被要求使用时感到焦虑。一些人还对医学界和科学界对疫苗的防御保护感到愤怒和失望，疫苗有时似乎缺乏人类情感。一些人从日益加剧的政治极端化中看到了政治机会，而另一些人则看到了替代健康方案的新的追随者和潜在市场。

美国并不是唯一面临公众辩论的国家。2015 年 6 月，当瑞德在加利福尼亚州议会发表演讲时，一名叫保罗的小男孩成为西班牙关注的焦点。在本例中，保罗在重症监护室住院近 1 个月后死于白喉。他的父母曾拒绝接种疫苗。这是西班牙 29 年来的首例白喉病例，也是保罗家乡加泰罗尼亚地区 32 年来的首例病例。他的父母感到被反疫苗的情绪和他们听到的错误信息所欺骗[19]。

从美国围绕学校强制接种疫苗的政治极端化的辩论，到澳大利亚关于如果儿童没有接种疫苗就取消对日托的财政支持的"不注射，无工资，无娱乐"的立法，一些人呼吁自主选择接种疫苗，另一些人则愤怒于孩子被没有接种疫苗的同龄人置于危险之中，两者间的紧张关系正在加剧。

欧洲各地暴发麻疹疫情，2017 年有超过 2 万例麻疹病例和 35 例与麻疹相关的死亡病例，在意大利和法国颁布了新的疫苗强制性接种规定[20]。这两个国家都增加了入学或入托所需接种的疫苗数量，在一些情况下，还对那些选择不给孩子接种疫苗的父母处以罚款。这些更严格的法律在意大利和法国的街头引发了抗议活动，那些坚定拥护疫苗自由选择权的人们，围绕强制接种疫苗的辩论也跃升到了政治竞选的平台上。与意大利的民粹主义驱动的辩论不同，法国的疫苗辩论促使"极右民族主义者和极左生态学家[21]"结成了一种几乎不可能的联盟，共同反对疫苗接种强制令。2017 年在法国实施疫苗接种强制令的决定，并不是对不断上升的麻疹病例做出的本能反应，而是在接二连三的疫苗恐慌、公众信心减弱以及疫苗接种量下降之后的一个转折点，这促使政府呼吁公众进行咨询。正如《疫苗》（*Vaccine*）期刊上的一篇评论所反映的那样，"2015 年 8 月，在声明'疫苗接种不容讨论'仅仅几周后，当时的卫生部部长玛丽索尔·图拉内（Marisol Touraine）似乎做出了彻底的转变，并宣布将组织一次公众咨询，以寻求恢复人们对疫苗信任的方法[22]"。

公开咨询的结果与父母在一起法律案件中胜诉的论点是一致的，即父母不应该被要求给他们的孩子接种如百白破（DPT）这类包含三种疫苗的联合疫苗。这使得政府需要分别购买单一疫苗，并强制所有疫苗接种。因为有时单一疫苗有可获得性及接受度下降的风险，所以最好需要强制接种所有 11 种疫苗。强制接种与咨询同时开展，至少在疫苗接种率提高到能保护公众安全之前，强制接种疫苗是正确的选择。尽管随后出现了争论，并有一些人对这一过程产生质疑，但这一规定最终还是得以实施，到

2018 年，疫苗的覆盖率开始提高 [23]。

在意大利，动荡的政局呈现了一个不同的故事。2017 年，意大利民粹主义者五星运动（MoVimento Cinque Stelle 或 M5S）在其政治纲领中高调抛出了疫苗强制接种存在的问题。新当选的五星党（Five Star Party），立誓要推翻在中左翼民主党领导下的前卫生部部长比阿特丽斯·洛伦津（Beatrice Lorenzin）于 2016 年底实施的强制性疫苗立法 [24]。五星运动副领导人马泰奥·萨尔维尼（Matteo Salvini）直言不讳地表达了反对强制接种疫苗的情绪。"强制接种 10 种疫苗是无用的，"他恐吓道，"在很多情况下，即使没有害处，也是有风险的 [25]。"

反对疫苗的言论迫使意大利国家卫生研究所（National Health Institute）所长沃尔特·里恰尔迪（Walter Ricciardi）因人民党的"反疫苗立场"而下台 [26]。与此同时，从五星运动副领导人到特朗普，疾声厉色高呼着反疫苗的言论 [27, 28]。在里恰尔迪辞职之前，意大利卫生部部长朱利亚·格里洛（Giulia Grillo）出人意料地宣布，她将解散整个高级卫生委员会（CSS）[29]。CSS 是一个由卫生部 30 名科学和技术顾问组成的小组，自她被任命以来，甚至没有接见过这些人。她的声明只是说"我们是变革的政府"，现在是时候进入一个新时代了 [30]。这是一场令人不安的、为了改变而进行的变革，同时也是对科学证据的公然否认。

五星运动曾试图中止强制疫苗接种的立法，而直到大规模麻疹疫情暴发才使之搁浅。在此起彼伏的辩论和反复无常的观点粉墨登场之后，至 2019 年初，强制性疫苗接种才开始施行。送未接种疫苗的儿童去学校，将被处以最高 560 美元的罚款，而 6 岁以下的儿童将被遣送回家。

五星运动是由非常受欢迎的喜剧演员贝佩·格里

洛（Beppe Grillo）创立的。1998 年，他已经开始散布他对疫苗的怀疑观点。在米兰一个人头攒动的剧院里，他在过道里踱来踱去，挥舞着双手，煽动着观众的情绪。"疫苗的原理是对一个健康的、甚至一个不到 1 岁的、拥有完美的免疫系统的孩子……然后你给他接种一种小小的病毒，让他稍微适应一下。如果一个大病毒来了，这个小病毒已经活动了很多年，于是它干掉了这个大的病毒……"

"但是，如果大病毒没有降临，那么小病毒就会留在那里，遍布全身。在它的旁边还有一些水银……然后，小小的病毒进入了免疫系统，我们便丧失了免疫防线 [31]。"然后，格里洛在屏幕上投射一张图表，声称传染病的发病率被篡改，以说服人们相信神奇的疫苗（在特朗普把"假新闻"变成日常词汇之前，这里已经引发了"假新闻"的情绪）。

格里洛极力宣扬他的观点，即疾病并没有因为疫苗而消失，而是周期性的，是自己消失的。他在他的独角戏节目《软启示录》（Soft Apocalypse）中指出，跨国公司是引起我们疾病的真正原因。

　　贝佩与他的网络战略家搭档吉安罗伯托·卡塞雷吉奥（Gianroberto Casaleggio）是 2009 年五星运动的共同创立者。他的言行给人们种下了怀疑的种子，并推广了他的反建制观点。五星运动标语"Vaffa"（滚蛋）中的大写字母 V，暗指疫苗和疫苗强制，这些问题被认为是"不应受建制干预的"，应由"人民"来选择。

　　在语言粗鲁、公然藐视科学方面，格里洛的人物形象与特朗普的没有什么不同。他最初得到了他自己在布莱巴特（Breitbart）网站上的策略师的帮助，拥有了乌里·弗里德曼（Uri Friedman）所说的他与公众间"神话般的联系[32]"。除此之外，他还在选举前发布了反对疫苗的推文。

抵制疫苗完全符合民粹主义者的议程。这是民粹主义的一个典型。一项关于疫苗信任措施和欧洲民粹主义之间联系的分析发现，投票给民粹主义政党的选民比例与报告对疫苗的重要性、有效性或安全性缺乏信心的人的比例之间存在显著相关性。该研究得出的结论是，"公众对精英和专家的不信任是对疫苗接种犹豫不决的原因，除非其根本原因，即不公正的经济体制和不具代表性的政治体制问题得到解决，否则民众对是否接种疫苗的犹豫很难消除 [33]"。简而言之，在卫生服务的背景下，只注重建立对疫苗的信心是不够的。更重要的是，忧心忡忡的公众认为，他们在对自己的生活有影响的决策上没有发言权和选择权，与"精英"疏远，只被当作数字对待，而不是有观点和情感的人。社会学家吉迪恩·拉斯科（Gideon Lasco）提出的"医疗平民主义"概念，很好地描述了抵抗疫苗的难题。他写道，"医学民粹主义者愿意打破禁忌，破坏医疗机构的惯例，挑起冲突，质疑既定的医疗惯例[34]"。

那些声称代表"人民"的人，可以像特朗普一样，恰好来自他所蔑视的背景。正如政治学家卡斯·穆德（Cas Mudde）在《大西洋》杂志（*The Atlantic*）的一次采访中指出的那样，这并不是指要过类似的生活，而是说要提倡领导者认同"人民"的价值观。像唐纳德·特朗普这样的人显然不是平民，但仍然可以假装为平民发声。他没有争辩说"你和我一样富有"。他讲的是，"我和你有着相同的价值观。我也是纯洁的人[35]"。

从意大利的五星党到波兰的法律与正义党、特朗普、巴西极右翼民粹主义者雅伊尔·博索纳罗（Jair Bolsonaro）、土耳其总统雷杰普·埃尔多安（Recep Erdogan）、印尼的佐科·威多多（Joko Widodo）及印度的印度教民族主义者纳伦德拉·莫迪（Narendra

Modi）[36]，"我们对他们"的不容忍正在重新抬头。这是"人民"与政治和金融精英之间的对立，医学和科学专家们被认为是精英人士，他们说的是一种不同的、难以理解的语言，并且与大型企业、制药和政治之间纠缠不清。

在波兰，要求停止强制接种疫苗的公众法案由一个名为"Stop NOP"（在波兰语中的意思是"停止不良反应"）的组织发起。Stop NOP 在波兰议会中拥有强大的盟友，尤其是在更多右翼民粹主义成员中，他们也支持反对体外受精和关闭难民边界的运动。该组织的网站上有来自美国反疫苗组织的信息，这些信息声称疫苗可能会导致自闭症和其他不良反应，以此作为停止强制接种的理由，反映出这些运动在全球范围内的关联性。

2019 年 6 月，Stop NOP 组织了第三次《反对强制接种疫苗的国际抗议：华沙和全世界》。在过去的两年里，它动员了数千人高举呼吁"医疗自由"的横幅在华沙游行 [37]。至 2019 年，该网络已经发展壮大。2019 年 5—9 月，有组织的全球抗议活动依次出现，从意大利到加拿大、波兰、乌克兰、保加利亚、俄罗斯、乌拉圭、纽约、华盛顿、克罗地亚和德国。尽管在一些抗议活动中，抗议人数很少，但全球间的联系很能说明问题。除了安德鲁·韦克菲尔德参加的"华沙抗议"（Warsaw Protest）的大型活动外，德国报道的人数最多。

这不是韦克菲尔德第一次访问波兰。他在 2017 年的自然疗法会议上发表了演讲。然而，在 2019 年的抗议活动中，他把重点放在了疫苗风险和他的口头语"父母最了解"上，这在人群中引发了热烈掌声。

韦克菲尔德站在城市广场的台阶上，面对着抗议的人群，为集会声援"健康自由和抵制强制的危险的疫苗接种"而鼓掌，这是集会的主题。然后，他夸大疫苗风险的规模，称其为一场"全球海啸"。他批评"穿白大褂的人"，因为这些人"坚称有必要为了保护易感人群而维持群体免疫，而每有一个儿童接种完全部疫苗，他们就会被支付一笔奖金"。然后他援引信任的重要性（他自己就曾是一名破坏了公众的信任的"穿白大褂的人"）。"当这种信任消失后，剩下的只有武力……强迫医疗程序是一种耻辱，是承认失败。

"波兰人民必须拥有控制权，必须拥有对自己和孩子身体的支配权。父母知道什么是最适合自己孩子的，他们一直都知道。母亲唯有相信自己的直觉，世界才会变得更加安全。"

这些民粹主义式的赞歌用同情接近"人民"，同时蔑视医学界的精英人士并谴责强制性疫苗接种，呼吁这是行不通且不安全的。在批评当局者不说实话的同时，韦克菲尔德也鼓吹自己的虚假陈述，而这也是他的追随者想听到的，并且所有这些都由波兰语主持人实时翻译。

除了在城市广场向人群进行现场宣讲外，社交媒体还扩大了宣讲内容的受众。带有波兰语翻译的"油管"视频被观看了近 4 万次。

波兰拒绝接种疫苗的人数从 2010 年的 4000 例激增到 2018 年的 40 000 例，可见 Stop NOP 运动正在产生影响[38]。类似的情绪也在社交媒体和波兰犹太人网络中传播，显示出其对疫苗接种行为的影响。例如，在苏格兰曾以高疫苗接种率而闻名波兰社区，疫苗接种率也有所下降[39, 40]。

在疫苗接种的问题上，特别是在涉及自由意志的问题时，这种情绪并不罕见。从一开始，免疫接种就一直悬在一条紧绷的线上，这条线的一端是个人选择权，另一端是社会健康权；或者说，一端是权利，另一端是责任，即你有权做出选择，但前提是你的选择不会伤害他人。

在英国，1853 年的第一例强制性疫苗接种令便引起了公众的愤慨，1867 年将强制接种年龄延长至 14 岁时，愤怒的情绪进一步被激化[41]。虽然新立法最初使疫苗的接受率超过了 90%，但反疫苗情绪和不断增长的公众抗议破坏了这一法规，疫苗接种率下降到 3%。

英国的莱斯特是最活跃的反疫苗运动的发源地之一，1867 年强制疫苗接种的扩大激发了 1869 年第一个反强制接种疫苗联盟的建立。英国的抗议运动与欧洲的其他运动一起发展壮大。斯德哥尔摩的抗议活动导致该市的疫苗接种率降至 40%，而对瑞典其他地区的影响相对较小[42]。

在英国，全国各地的多个城市都参与了运动，但莱斯特吸引的人群最多。

1885 年 3 月 23 日，"大游行"发生了。在狂欢节般的游行之后，8 万～10 万人聚集在广场上，他们举着写有"保持你孩子的血液纯洁"和"为自由而战"等标语的横幅，或是一具骷髅向狞笑着的警察抓住的婴儿的手臂中注射疫苗的图片。人们的欢呼将活动推向高潮，"强制接种法案侵犯了我们的自由权，而后者是每个英国人与生俱来的权力"。

毕竟，这是约翰·斯图尔特·密尔（John Stuart Mill）1859 年在英国出版经典著作《论自由》（*On Liberty*）的时代。对于疫苗抵抗运动而言，重要的是普遍的自由主义情绪环境，密尔在他的介绍中生动的描绘了这一环境。他写道，"当法律试图控制个人行为时，多种情绪被唤起抵抗，人们迄今还没有习惯被法律控制 [43]"。在波兰，"自由原则"被奉为不同于前独裁者国家的神圣信条，对自由的渴望，从摆脱国家控制上升到自由选择疫苗接种。一位同事告诉我，"在过去，我们总是听从领导的指示，随着我们从旧政权中独立出来，人们将疫苗的选择权视为新获得的自由权的一部分"。

对于诸多疫苗抵抗运动，引发不满的关键是环境和历史因素。反对政府控制和拥护民主自由的情绪酝酿已久，使得 1853 年和更严格的 1867 年强制疫苗接种法案触动了人们的神经。

1884 年,《莱斯特报》(*Leicester Press*) 报道说,"在疫苗信徒和企图统治全国每个家庭的医疗专制面前，斯特拉顿 (Stratton) 议员直言不讳地捍卫父母的权利，莱斯特的家长和议员们通过了这项决议，并表示出'由衷的满意'"。同年,《莱斯特水星报》(*Leicester Mercury*) 发表了一篇关于反疫苗示威的文章，揭露了反疫苗信仰的坚定。

　　7 点半左右，众多反疫苗接种者到场，组成了一支护送队伍，并在前面举起横幅，陪同一名年轻母亲和两名男子。他们决定向警方自首，接受监禁，而让自己的孩子免受疫苗接种……人们扼腕抵掌三呼万岁，随着他们踏入警察牢房的大门，群情鼎沸[44]。

　　为了回应公众对强制性天花立法的抗议，1896 年成立了一个皇家委员会参与调查。虽然报告的结论是，疫苗接种对保护公众很重要，但根据斯瓦莱斯的历史记录，"出于对自由主义事业的尊重，建议废除重复处罚[45]"。政府同样对盛行的自由主义情绪和日益高涨的公众异议非常谨慎，不仅废除了重复的处罚，并且在 1898 年确立了第一个合法的"出于良心的反对者"（conscientious objector）① 疫苗

---

①　译者注：本意为出于道义原因而拒服兵役者，此处可理解为出于良心而反对疫苗接种的人。

接种豁免方案，并首次使用了"出于良心的反对"
（conscientious objection）一词。

英国反对天花疫苗接种的运动也为美国的自由主义者吹响了号角，1882 年，新英格兰反强制疫苗接种联盟成立。紧随其后，纽约反疫苗接种联盟也在 3 年后成立。与 21 世纪的疫苗抵抗运动不同的是，19 世纪那些抗议法令的人是"不相信政府、科学或医学的中产阶级公众"，他们来自大城市，受过良好的教育，过着体面的生活 [46]。

参 考 文 献

[1] Williamson S. One hundred years ago. Anti–Vaccination Leagues. *Arch Dis Child* 1984;59:1195–1196.

[2] TEA/AECOM. 2014 Theme index and museum index: The global attractions attendance report. http://www.teaconnect.org/images/files/TEA_ 103_ 49736_ 150603.pdf Accessed June 12, 2017.

[3] https://leginfo.legislature.ca.gov/faces/billNavClient.xhtml?bill_id=201520160SB277

[4] https://www.sott.net/article/297819-Medical-tyranny-California-Vaccine-SB277-Bill-passes-Health-Committee

[5] http://www.nvic.org/nvic-vaccine-news/july-2015/california-sb277-enacted-end-medical-tryanny.aspx

[6] California Department of Public Health, Immunization Branch. 2017-2018 kindergarten immunization assessment—executive summary. https://www. cdph.ca. gov/Programs/CID/DCDC/CDPHpercent20 Documentpercent20 Library/Immunization/2017-2018KindergartenSummaryReport. pdf

[7] Mohanty S, Buttenheim AM, Joyce CM, et al. Experiences with medical exemptions after a change in vaccine exemption policy in California. *Pediatrics* 2018;142(5):e20181051.

[8] https://www.kqed.org/news/11742525/california-lawmakers-consider-crackdown-on-fake-medical-exemptions-for-vaccines

[9] https://leginfo.legislature.ca.gov/faces/billTextClient.xhtml?bill_id=201920200SB276

[10] https://www.nytimes.com/2019/04/26/us/measles-outbreak-los-angeles-quarantine.html

[11] Esch M. Unvaccinated children banned from public spaces in N.Y. county. March 27, 2019. https://globalnews.ca/news/5101034/new-york-vaccination-ban/

[12] https://www.cnbc.com/2019/04/19/judge-upholds-new-york-citys-mandatory-measles-vaccination-order.html

[13] https://www.buzzfeednews.com/article/claudiakoerner/anti-

vaccine–peach–measles–new–york–propaganda–outbreak

[14] Tabachnick T. Anon Anonymous anti–vaxxers push propaganda on local Orthodox community. January 31, 2018. https://jewishchronicle.timesofisrael.com/anonymous–anti–vaxxers–push–propaganda–on–local–orthodox–community/

[15] http://nymag.com/intelligencer/2019/09/california–vaccination–law–draws–protests–no–segregation.html

[16] https://www.theroot.com/we–shall–over–whomst–white–anti–vaxxers–colonize–civil–1838256562

[17] DiResta R. Of virality and viruses: The anti–vaccine movement and social media. NAPSNet Special Reports. November 8, 2018. https://nautilus.org/napsnet/napsnet–special–reports/of–virality–and–viruses–the–anti–vaccine–movement–and–socialmedia/

[18] BBC Radio 4, September 30, 2019.

[19] https://elpais.com/elpais/2015/06/05/inenglish/1433512717_575817.html

[20] http://www.euro.who.int/en/media–centre/sections/press–releases/2018/europe–observes–a–4–fold–increase–in–measles–cases–in–2017–compared–to–previous–year

[21] https://www.msuilr.org/msuilr–legalforum–blogs/2017/11/30/mandatory–vaccination–in–in–france

[22] Ward J, et al. Why France is making eight new vaccines mandatory. *Vaccine* 2018;36:1801–1803.

[23] Extension of French vaccination mandates: From the

recommendation of the Steering Committee of the Citizen Consultation on Vaccination to the law. https://www.eurosurveillance.org/content/10.2807/1560-7917.ES.2018.23.17.18-00048

[24] https://www.politico.eu/article/vaccine-debate-gives-italian-election-campaign-a-shot-in-the-arm/

[25] http://www.ansa.it/english/news/2018/06/22/salvini-says-having-10-obligatory-vaccines-useless-3_ 8bcb2b7d-2217-444f-ac30-1914a82a89fe.html

[26] https://www.independent.co.uk/news/health/italian-health-chief-quits-anti-vaxx-measles-populist-walter-ricciardi-a8713126.html?utm_ term=Autofeed&utm_ medium=Social&utm_ source=Twitter#Echobox=1546710065

[27] Giuffrida A. Sacking of Italy's health experts raises political interference concerns. *The Guardian*. December 4, 2018. https://www.theguardian.com/world/2018/dec/04/politically-motivated-italys-m5s-sacks-peak-board-of-health-experts

[28] https://www.independent.co.uk/news/health/italian-health-chief-quits-anti-vaxx-measles-populist-walter-ricciardi-a8713126.html?utm_ term=Autofeed&utm_ medium=Social&utm_ source=Twitter#Echobox=1546710065

[29] https://ilglobo.com.au/news/41331/italys-health-minister-sacks-entire-board-of-experts/

[30] Esch. Sacking of Italy's health experts.

[31] 1998 Beppe Grillo "Soft Apocalypse" performance on vaccines.

https://www.youtube.com/watch?v=xemA2zX7y7w

[32] Friedman U. What is a Populist? *The Atlantic*. February 27, 2017. https://www.theatlantic.com/international/archive/2017/02/what–is–populist–trump/516525/

[33] Kennedy J. Populist politics and vaccine hesitancy in Western Europe: An analysis of national–level data. *Eur J Pub Health* 2019;29(3):512–516.

[34] Lasco G, Curato N. Medical populism. *Soc Sci Med* 2019;221: 1–8.

[35] Friedman. What is a Populist?

[36] Karnad R. It's not what Modi is tweeting— It's what he is reading. *The Wire*. September 2, 2017. https://thewire.in/107145/narendra–modi–twitter–trolls/

[37] https://www.euronews.com/2018/06/02/thousands–of–people–in–warsaw–protested–against–compulsory–vaccinations

[38] Zuk P, et al. The anti–vaccine movement in Poland: The socio-cultural conditions of the opposition to vaccination and threats to public health. *Vaccine* 2019;37:1491–1494.

[39] Bielecki K, et al. Low uptake of nasal influenza vaccine in Polish and other ethnic minority children in Edinburgh, Scotland. *Vaccine* 2019 Jan 29;37(5):693–697. doi:10.1016/j.vaccine.2018.11.029. Epub November 16, 2018.

[40] Pollock KG, et al. Evidence of decreased HPV vaccine acceptance in Polish communities within Scotland. *Vaccine* 2019 Jan 29;37(5):690–692. doi:10.1016/j.vaccine.2018.10.097

[41] Porter D, Porter R. The politics of prevention: Antivaccinationism and public health in nineteenth century England. *Med Hist* 1988;32:231–252.

[42] Swales JD. The Leicester anti–vaccination movement. *Lancet* 1992; 340(8826):1019–1021.

[43] Mill JS. *On liberty*. London: Penguin Books (1974 edition), 67.

[44] *Leicester Mercury*. June 10, 1884. (Referenced in Wiliamson S. One hundred years ago Anti–Vaccination Leagues. *Arch Dis Child* 1984;59:1195–1196.

[45] Swales JD,1020.

[46] Novak S. The long history of America's anti–vaccination movement. December 2018. http://discovermagazine.com/2018/dec/fostering–fear

第 5 章 野 火
Wildfires

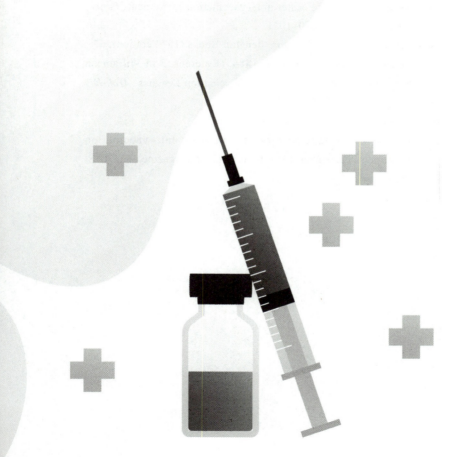

第 5 章 野 火

"我们把一个由火维持的生态系统变成了一个被火摧毁的生态系统[1]。"芬尼博士说。

2009 年，一场"超级大火"席卷了澳大利亚南部的维多利亚州，烧毁了 2000 多栋房屋和 45 万公顷土地。这一天被命名为"黑色星期六"。这场大火造成了前所未有的毁灭，预计造成了 40 多亿美元的损失[2]。继一周前的极端热浪、"干燥"土地和大风之后，该州已进入火灾预警状态。即便如此，火势的范围和破坏程度还是远远超出了人们的预期。

在"黑色星期六"和全球愈演愈烈的野火形势的推动下，2011 年在佛罗里达州立大学，来自 20 个国家的 90 名各学科的专家学者集会，研究是什么推动了火灾不仅在规模和强度上的显著变化，同时也改变了其基本性质[3]。

这一趋势仍在持续，在 2018 年夏季，加利福尼亚州经历了有记录以来最多的火灾 [4]。华盛顿州也面临着比以往更迅猛的严重野火，促使州长宣布进入紧急状态 [5]。"大火和小火的燃烧方式不同，"物理学家马克·芬尼告诉《纽约时报》，"（这些）野火经常表现出非线性行为或与直觉相反的现象……随着火势越来越大，燃烧燃料的速度也越来越快，这意味着火势比我们想象的要更加难以预测 [6]。"

一年后，澳大利亚各地的森林大火创下了新的纪录。据美国有线电视新闻网报道，从 2019 年 9 月到 2020 年 1 月，澳大利亚 6 个州有 1790 万英亩的土地被烧毁，导致 28 人和数百万只动物死亡，"过火面积大于比利时和丹麦国土面积的总和"。该报道将受灾规模与加利福尼亚州的火灾进行了比较，加利福尼亚州的火灾在 2019 年烧毁了 24.7 万英亩，而在 2018 年烧毁了 100 万英亩 [7]。

第5章 野 火

　　这些火灾是不同的。现在的问题不再是寻找更多资源来扑灭大火，而是应该重新审视是什么推动了火灾的发展。

　　野火，尤其是它们不断变化的性质（燃烧得更热、行进速度更快、延伸的路径更难预测）让我印象深刻，这是对目前疫苗怀疑态度和对生产、监管或推荐疫苗的人的不信任状态的恰当评估。这种情绪燃烧得越来越热，传播得越来越快，它们的路径和数量同样愈发难以预测。就像无法预测的野火一样，这是一种"极端不确定"的情况，正如经济学家所说的"可能发生此前从未想象过的极端事件[8]"。

　　正如潘卡吉·米什拉（Pankaj Mishra）在《愤怒的时代》（*Age of Anger*）一书中所描绘的，"尽管历史有许多延续，但历史绝不会重演。在这个全球崇尚个人主义的时代，我们的困境是独一的，也是更深层次的，其危险更加分散，也更难预测[9]。"

即便在世界上一些幽僻的角落，社交媒体和智能手机也变得稀松平常。流言、焦虑和情绪可以像野火一样蔓延，围聚在共同的情绪下，使它们看起来比实际情况更加普遍，有时还会引发大多数人自己不敢做出的行为。

2019 年 1 月，美国华盛顿州州长宣布再次进入紧急状态，而这次不是由于肆虐的野火。麻疹，一种在 2000 年被美国消除的疾病，卷土重来并达到了紧急状态。作为儿童未接种疫苗率最高的州之一，华盛顿州（与太平洋西北地区的其他州一同，是强烈的反疫苗运动的发源地）的情况尤其糟糕。

一则新闻讲述了受灾最严重的克拉克县的一位年轻母亲的故事，她甚至由于害怕，不敢把 8 周龄的儿子带出家门。他太小还不能接种疫苗，而他的母亲知道，拒绝接种疫苗就像"接受严格的素食主义或无麸质饮食"一样常见 [10]。而该县近 25% 的儿童没有接种必要的疫苗[11]。

发生在华盛顿州的疫情是全世界疫情暴发的缩影。2018 年，仅欧洲地区的麻疹病例就上升至近 8.3 万例，儿童和成人死亡 72 人[12]。同年，整个非洲的麻疹病例总数增加了一倍以上。2019 年，麻疹疫情继续蔓延，2019 年前 3 个月的病例比一年前增加了 300%。世界卫生组织宣称麻疹疫情暴发的状况"令人警觉"[13]，疫苗接种状况处境艰难。

***

数字野火

2001 年 9 月 11 日的恐怖袭击表明，国家及集体安全机构未能跟上威胁性质变化的步伐。这从根本上改变了通信、信息处理、卫生等领域的技术革命……让世界各地的人们以 20 年前无法想象的速度共享信息……与合作机会相伴而来的，是前所未有的破坏范围。

—— 2001 年联合国安理会

2013 年，世界经济论坛（World Economic Forum）的年度"全球风险报告"（Global Risks Report）强调了"超级互联世界中的数字野火"的风险。"数字野火"是报告中提出的 3 个关键案例之一。报告者警告称，"大规模数字错误信息的全球风险是一系列技术和地缘政治风险的核心。"他们强调，在认识新技术给我们带来益处的同时，"超链接可能会使数字野火在现实世界造成严重破坏[14]"。

目前，这样的破坏已然发生。金融市场、公众、政治和政体领域都出现了浩劫。世界经济论坛 2019 年全球风险报告将"媒体回音室和'假新闻'"列为十大全球风险之一。

就数字领域固有的风险而言，媒体回音室和假新闻只是冰山一角。物理学家尼尔·约翰逊（Neil Johnson）在他对网上仇恨的分析中 [15]，揭露了"网络中的网络"动态，这与那些质疑疫苗和愤怒疫苗的群体之间的联系大同小异。约翰逊指出，相互关联的集群"形成了全球的'仇恨高速路'"，这些集群"跨社交媒体平台，有时甚至在被禁止后仍会使用'后门'，并在国家、大洲和语言之间跳转"。尽管"仇恨"不是疫苗抵抗运动中的主要情绪，但强烈的愤怒和背叛情绪驱使人们之间的联系日益紧密，并为围绕疫苗的网络情绪铺设了一条"全球高速路"。

　　高度的连通性也加剧了公共卫生方面的过度恐慌，从而推动了可以加速传染病传播的行为。在一个高度互联的世界里，数字野火的风险与越来越多的疫苗怀疑论者及其对全球健康的影响息息相关。新的数字技术及其算法能以空前的速度和范围吸引社交媒体蜂拥而至，情绪快速传染。流言、焦虑和恐惧会像野火一样蔓延，围聚在共同的情绪下，使它们看起来比实际情况更加普遍，有时还会引发大多数个人不敢做出的行为在这个时候发生。

2017 年年初，"瓦次艾普"和"脸书"上的帖子在印度南部各州传播开来，引发了人们对麻疹 – 风疹疫苗接种运动的怀疑和焦虑。印度南部各州的疫苗接种率通常是全国最高的，但这次情况不同。本次运动的目标是在五个州为超过 3500 万 9 月龄至 15 岁的儿童接种疫苗，但它被一场社交媒体风暴所扰乱。这场风暴的导火线是阴谋论、安全忧虑，以及疫苗旨在使穆斯林少数民族绝育的流言。在泰米尔纳德邦，该运动仅覆盖了本应接种疫苗总人数的 35%[16]。

社交媒体充斥的城市地区拒绝接种疫苗的比例

更高，而私立学校则构成了另一个挑战。家长们称，他们对疫苗的安全性甚至必要性感到焦虑。人们担心的范围很广，从担心自闭症，到认为疫苗是已经在美国被禁止后才被送来印度的。

　　一年后，同样的流言在印度北方邦通过另一场"瓦次艾普"运动激起了人们的情绪，导致一些穆斯林学校拒绝接种疫苗。《印度时报》（*Times of India*）刊登了一则关于免疫计划中断的文章，标题为"'瓦次艾普'上的流言使上百所北方邦宗教学校拒绝接种疫苗 [17]"。有时，伊斯兰学校（古兰经学校）不允许卫生官员进入学校，而另一些学校则鼓励学生在接种疫苗的日子躲在家里，因为有流言传闻担心疫苗会导致不孕的流言存在。尽管一些穆斯林领导人试图改变这一说法，并向公众保证流言是不成立的，但人们的焦虑情绪依然存在。

　　这些流言是 2002 年初在北方邦盛传"脊髓灰质

炎疫苗导致绝育"的流言相呼应。当时人们怀疑的是西方国家支持全球根除脊髓灰质炎行动的动机，因为他们也参与了"9·11"事件后的反恐战争，这种战争有时被理解为是对穆斯林的战争。而不同之处在于，2002年没有"脸书"或"瓦次艾普"。尽管大多数村民从未使用过电脑，但互联网通常被指为这一流言的"源头"。

2019年1月，孟买学校暴发了一场新的疫苗恐慌，社交媒体上如野火般的流言称，这些疫苗是政府对穆斯林儿童绝育的阴谋[18]。2017年，这些流言在南部各邦的社交媒体上迅速传播，2018年又在北方邦北部传播，后来扰乱了整个孟买的疫苗接种运动。流言与纳伦德拉·莫迪政府的亲印度民粹主义言论相吻合，这使得流言在大选之后更加势不可当，同时印度与巴基斯坦边界周围的反穆斯林情绪愈演愈烈。

社交媒体上的每一场数字野火不仅引发了恐惧

和情绪，还扰乱了疫苗接种的努力。在孟买，预计需要接种疫苗的人中只有 50% 接种了疫苗，其中未接种的人中大部分是穆斯林[19]。

利用社交媒体传播虚假新闻、煽动焦虑和引发恐慌，并不是操纵疫苗观点的唯一方式。在印度政治选举的背景下，社交媒体运动和政治欺诈被广泛使用甚至滥用，以覆盖到印度各地的大量人口。一篇印度新闻文章恰如其分地将政治欺诈描述为"在政治舞台上利用感情、谎言、诬告和荒诞的行为来削弱你的对手，并赢得辩论。这通常涉及混淆各种信息，比如宗教信仰，让他们看起来像是在赞成你的观点[20]"。同样的手段也适用于疫苗破坏者：扭曲事实，煽动情绪，引发恐慌。

正如令人大开眼界的《恐慌帝国》(*Empires of Panic*)一书的编辑所总结的那样，"世界各地的政府和国家机构不仅越来越关注减轻自然灾害、流行病、战争冲突和金融危机等带来的'真实'威胁，而且也越来越关注如何处理和减轻隐性焦虑 [21]"。

慈善家皮埃尔·奥米迪亚（Pierre Omidyar）的民主基金（Democracy Fund）对新数字媒体带来的意想不到的后果感到震惊 [22]，其发布了一份调查报告，提出了一个亟待解决的问题："社交媒体对民主构成威胁吗？"他们的前提是"民主制度的基本原则，即信任、知情对话、对现实的感同身受、相互认同和参与，正受到社交媒体某些特征和属性的考验 [23]"。这些原则中的每一个都与疫苗信心的下降状态有关。公众基础已被破坏。

宇宙学家和天体物理学家马丁·里斯爵士（Sir Martin Rees）写过大量关于地球的风险与未来的文章，在一次有关他的《关于未来：人类的前景》（*On the future: Prospects for Humanity*）一书的访谈中，他也对社交媒体的危害做出了同样的反思。"我认为，我们在管理方面的问题会越来越多，因为有了社交媒体，每个人的参与度更高，恐慌和流言能以光速传播。我们所处的世界，一小部分人的错误或蓄意设计便可能导致灾难，甚至波及全球，此时，要在隐私、安全和自由之间取得平衡难比登天。这是一种前所未有的情况，对每个国家来说，治理这种情况也是一种挑战 [24]。"

"脸书"也认识到平台存在的挑战及潜在风险。"随着越来越多的人通过这一媒介来传递他们的政治力量"，他们的公益活动管理者承认，"这一媒介被以一种意想不到的方式使用，产生了出乎意料的社会影响。如果说社交媒体对民主的影响有一个基本事实，那就是它放大了人类的意图，无论是好的还是坏的 [25]。"

政治科学家拉里·戴蒙德（Larry Diamond）在撰写"解放技术"及其对公民参与和政治发声新模式的

愿景并将其用作促进社会和政治运动的手段的文章时，警告人们要提防因为新技术的潜力而产生的狂妄自大。他对 15 世纪发明的印刷术进行了反思。印刷术是文艺复兴、新教改革和科学革命的推动力量，但也"促进了中央集权国家的崛起，并推动了审查制度"。电报也被"誉为促进和平与理解的工具"，但"随之而来的不是和平与自由，而是人类历史上最血腥的一个世纪[26]"。

拉里·戴蒙德针对因为新技术的潜力而产生的狂妄自大的风险发出了大声疾呼，这与《2013 年世界经济论坛全球风险报告》中体现的情绪如出一辙。这份 2013 年的报告指出了关于医学科学的另一类型的狂妄自大，提出了"现代医学的成功是否孕育了一种狂妄自大感，即过分地相信科学总是会拯救生命[27]"的问题，疫苗的案例是现代医学成功的一个令人悲痛的例子。人们对这项技术过度自信，因而忽视了它本身所依赖的社会条件的脆弱性，即从公众对政府的信任和对大企业的依赖，到对社会合作的假设。当新的"解放式"技术被用来破坏而不是支持疫苗接种时，数字野火的风险将更加凸显这些脆弱性。2018年 5 月，在巴基斯坦卡拉奇进行的疫苗接种运动中，拒绝接种脊髓灰质炎疫苗的人数增加了一倍，达到7 万人 [28]。他们的恐惧源于手机上转发的虚假标题小视频，该视频声称接种脊髓灰质炎疫苗后有 16 名儿童死亡 [29]。这段往事中的挑战是它始于"一粟真相"，但是发生了演变，随着故事的发展改变，像野火一样传播开来。

3 个月前，在距离卡拉奇 275 公里的另一个城市，3 名儿童在接种麻疹疫苗后死亡。当地政府声称这些儿童的死亡很可能是由于使用了过期疫苗所致。电视新闻报道了这则消息，画面显示在孩子们死亡的医院外有救护车和一群哀悼的亲属。为了在几个月后的脊髓灰质炎疫苗接种中引发恐慌，有人蓄意拍摄了电视报道的片段和悲痛家庭的图片，并篡改了标题，称有 16 名儿童因接种脊髓灰质炎疫苗而死亡。这段视频在网上疯传，并导致疫苗拒接率飙升。

事发地巴基斯坦信德省的脊髓灰质炎项目协调员告诉英国《每日电讯报》（*Telegraph*）记者，"社交媒体就像是一个巨大的幽灵，我们永远无法驾驭它 [30]。"

2019 年 4 月，一段在"脸书"上发布的视频称脊髓灰质炎疫苗导致儿童中毒，随后，一场关于脊髓灰质炎疫苗的恐慌席卷了巴基斯坦的西北部。法国 24 电视台来自伊斯兰堡的报道称，拒绝疫苗的人数飙升至每天 1 万人，远远高于上次活动中的 200～300 人 [31]，同时，多个城市的儿童被紧急送往医院。

尤其是在高度焦虑的情况下，这种集体癔症是数字野火风险的例证。在同一周，1 名脊髓灰质炎疫苗工作人员和 2 名负责保护的警察被武装分子枪杀，进一步加剧了局势的不确定性和恐惧感。

　　此前一周，该市的宗教强硬派人士散布虚假流言，称一些儿童因接种了受污染的脊髓灰质炎疫苗而中毒，甚至死亡，这在社交媒体上引发恐慌，加深了人们对免疫接种团队的敌意。

　　流言像野火一样迅速传播，在西北部的开伯尔普赫图赫瓦省引发了大规模恐慌。暴徒们烧毁了一个乡村医疗中心，封锁了一条公路，并向汽车投掷石块。医务工作者受到侵扰和威胁。

　　清真寺则称，孩子们在服用"有毒的"脊髓灰质炎滴剂后出现痉挛、呕吐和腹泻。社交媒体上传出了一些儿童死亡的消息。这使得惊慌失措的父母把孩子送到医院，让卫生部门不堪重负。仅在白沙瓦，就有约 4.5 万名儿童被送往医院，他们控诉自己感到恶心和头晕。官员称这是一种集体癔症，并断言没有死亡病例的出现。

政府抗击脊髓灰质炎运动的最高协调员巴巴·阿塔（Babar Atta）说："由于宗教信仰，社会中的一部分人拒绝接种疫苗，这种不信任正在蔓延到这个国家的其他地区，这在过去是从未见过的 [32]。"

3 个月后，卡拉奇的一位年轻母亲被丈夫控诉离婚，原因是她违背了丈夫不给孩子接种疫苗的命令。这名 26 岁的母亲在丈夫上班时把脊髓灰质炎疫苗接种员请到家里给孩子们接种疫苗，还在他不知情的情况下，偷偷地给孩子们接种了预防其他疾病的疫苗。而丈夫听信了疫苗危险有毒的流言，并坚信疫苗是不安全的。

这些由社交媒体驱动的流言，不仅可以引发恐慌、煽动当地异见的野火，还可以引起其他国家的效仿，引发同样具有破坏性的混乱。

第 5 章　野　火

2017 年 9 月 22 日，尼日利亚南部报道一名 11 岁男孩感染猴痘 [33]。几周后，流言像"哈马丹 ① 季节的野火"一样传播开来 [34]，当地一家新闻媒体报道称军队强制向学生注射猴痘病毒。恐慌像病毒一样蔓延开来，家长们纷纷跑到学校，要求把孩子带走，并导致学校关闭以平息混乱。

发生在 2017 年 10 月 11 日星期三的这起事件，将在东南亚地区的许多学生、家长和老师的脑海中留下长久的记忆。

家长和监护人像往常一样把孩子送到不同的学校，然后去上班，并期待着孩子们放学后去接他们。但当天上午 10 点左右，该区域发生了骚乱。通过社交媒体，这样的信息开始传播：一些身穿军装的人闯入了该地区的学校，向学生注射猴痘病毒，目的

① 译者注：西非的一个季节，发生在 11 月底至次年 3 月中旬。

是减少东南地区和南南地区的人口。家长们纷纷赶到孩子们的学校，要求把他们的孩子带回家 [35]。

该地区确实有猴痘疫情暴发，在该 11 岁男孩之后，又确诊了 42 例。军队还在该地区开展卫生服务，但不包括接种疫苗或其他注射，而且卫生服务是在天主教堂提供的，并非在学校。

流言引发的恐惧和恐慌加剧了社区中普遍存在的不信任和焦虑，这个社区饱受毒品战争和黑帮暴力的困扰，并且那段时间在当地一座天主教堂发生的枪战导致 12 人死亡。这里，有足够的历史背景使人们更愿意相信流言。

1 个月后，尼日利亚的恐慌在马达加斯加重演。2017 年 11 月，一场鼠疫在马达加斯加肆虐 [36]，在持续 4 个月的疫情中，2000 多人感染，导致 140 多人死亡。11 月 8 日，流言开始散播，称学校的孩子们在未经父母同意的情况下被迫接种了疫苗[37]，这与"尼日利亚的学生注射猴痘疫苗"的说法如出一辙。

随着流言在社交媒体上疯传，惊慌失措的家长们跑到学校把孩子解救出来。正如当地一家报纸所报道的那样，"由于担心接种疫苗的有效性，愤怒的家长们争先恐后地赶去接他们的孩子，扔石头砸向老师，教具被扔得到处都是……一位家长惊呼：'你难道是想杀了我的孩子？还是想怎么的？'[38]"

当时没有预防鼠疫的疫苗，学校里也没有强制接种疫苗，但不确定性和令人恐慌的环境流言成为沃土，使得流言变得可信，而使得家长陷入恐慌。

社交媒体的力量让这些引起恐惧的模因和策略迅速蔓延到各个国家和大洲，这是前所未有的。另一起类似事件发生在印度南部，一名 5 岁女孩的尸体被挖掘出来，她的父母试图证明是一种疫苗导致了她的死亡[39]。南印度的故事与网上和社交媒体上流传的故事如出一辙，这些故事讲述的是菲律宾儿童被从坟墓中挖掘出来，调查他们的死因，因为有人怀疑他们是由于新引入的登革热疫苗而死亡[40]。这并非常规流程。这些罕见事件发生的时间也并非巧合。

***

2018 年初，"脸书"面临大量违反数据隐私的诉讼，同时，还被要求限制平台上的仇恨言论、霸凌和其他暴力或冒犯性内容。也有人逐个呼吁其他科技巨头清理有关疫苗的有害错误信息："你认为'脸书'有反疫苗的问题吗？那你应该看看亚马逊。"

美国国会议员亚当·希夫（Adam Schiff）写信给"脸书"的马克·扎克伯格（Mark Zuckerberg）和谷歌的首席执行官桑达尔·皮查伊（Sundar Pichai），问道："你们现阶段会采取什么行动来解决你们平台上有关疫苗的错误信息？你们是否接受平台上反疫苗活动者和团体的付费广告？你们目前采取了什么措施来防止反疫苗视频或信息被推荐给用户，无论是从算法上还是作为建议的搜索结果[41]？"

美国医学会的首席执行官给很多硅谷总裁发了一封信，信中内容发出类似的呼吁："希望你们尽自己的一份力量，确保用户能够获得有关疫苗科学有效的信息，使他们为家人的健康做出明智的选择[42]。"

在英国，卫生和社会关怀官员也呼吁通过算法清除网上的反疫苗信息，但他们也意识到这样做的风险（有可能被当作审查），并可能适得其反[43]。

为了应对与日俱增的愤怒情绪，"脸书"和其他科技公司立誓要制订更严格的网络规则、社区指南和标准，并安排大量的协调工作，以控制有害内容的传播[44]。新闻头条报道了不同科技公司遏制疫苗虚假信息的行动："'缤趣'（Pinterest）屏蔽疫苗搜索以控制对话""'油管'从反疫苗阴谋频道撤下广告"。

"'推特'的第一反应是对内容进行清理，"新学院媒体设计副教授戴维·卡罗尔（David Carroll）指出这类似于在道德上走钢丝，"它在以一种近乎奥威尔式的方式抹去历史[45]。"

疫苗情绪是如何与仇恨犯罪、"阿拉伯之春"和其他骚乱相提并论的？虽然这些平台肯定放大了异见和不满的怒火，但不能把潜在的情绪都归咎于它们。这些被压抑的情绪会找到其他突破口释放，除非其深层问题得到解决。

真正的挑战是，许多关于疫苗的叙述，无论是正面的还是负面的，都嵌入了那些主要关注其他问题的网站或社交网络中。无意或蓄意的错误信息只是对话的线索的一部分。还有一些网站专门致力于反对疫苗，推动自由选择，或推广一个没有疫苗的童年，其中许多网站也提出了天然健康的方案。这些网站在名称选择和叙述上也用尽心机，让它们听起来非常开放和吸引家长，假意支持"明智的决策"，但显然他们对疫苗有强烈的偏见，这一点只有在进一步阅读页面和点击超链接后才会显现出来。即便如此，造成伤害和侵犯言论自由权之间的界限又在哪里呢？

正如一个标题所写，"'脸书'雄心勃勃，计划要消灭危险的假新闻，但这几乎是不可能的 [46]。""油管"首席执行官苏珊·沃西基（Susan Wojcicki）在接受英国《金融时报》（*Financial Times*）采访时同样表示，"这不是一个杠杆，我们可以拉动它然后说，'嘿，让我们全力做出改变'，而后一切都会得到解决。事情不是这样的。""脸书"前首席信息安全官亚历克斯·斯塔莫斯（Alex Stamos）在另一次访谈中举出各种挑战中的一个。"只有你看到内容，才能对其进行审核。只有收集关于坏人的信息，才能找到坏人。"

物理学家尼尔·约翰逊（Neil Johnson）指出，专注于个体表象，而不是退后一步去观察行为的本质，是有局限性的。约翰逊在接受《大西洋月刊》（*Atlantic*）采访时表示，"大多数消除在线支持的方法都是在个人层面上进行的。"他说："他们似乎总是想找出那个坏人，那个罪魁祸首，这如同大海捞针一般。我们的工作表明，这不是一条正确的道路……当你试着钓到一号鱼，但这能阻止其他鱼集结成群吗？不，当然不会。三号鱼会变成二号鱼，二号鱼会变成一号鱼……所以需要一种系统的方法，否则，你永远不会理解这种行为 [47]。"

一方面，科技公司绞尽脑汁在不侵犯隐私和允许合法言论自由的前提下限制有害内容，另一方面，联合国人权事务高级专员办事处（UN Office of The High Commission For Human Rights）发布了一份重要报告，关于政府和企业在确保言论自由和获取在线信息的权利方面的作用[48]。这位联合国特别报告员敦促各国"重新考虑基于对言论自由的限制"，他认为"人权法作为一种工具，为企业提供了一种阐明立场的方式，即尊重民主规范、反对威权主义要求"。简而言之，不要让专制国家滥用限制有害内容的工具，以干预更广泛的言论自由和获取信息的权利。

***

当我第一次知道，有人要求社交媒体平台对"从仇恨言论到反疫苗内容"在内的一切内容进行监管时，我首先能想到的是，"我们是否只是在攻击发送者，而不是源头？如果他们的平台被移走，我们真的认为那些试图改变他人走向'无疫苗'生活的人的愤怒、异议和劝诱就会消失吗？为什么信息发布平台要受牵连？"

这让我想起了 2013 年 2 月在尼日利亚北部，9 名提供脊髓灰质炎疫苗的卫生工作者被杀的新闻。3 名电台记者被捕，一家电台的执照被吊销，原因是在该电台某个节目中，主持人公开反对脊髓灰质炎疫苗接种运动及其与西方的联系，并质疑疫苗的安全性。记者的被捕和广播执照的吊销归因于该广播节目"煽动"了导致医务工作者被杀的暴力行为。

没有报道称逮捕了那些实际杀害卫生工作者的人，而只逮捕了负面情绪的扩大者。对罪魁祸首似乎既往不咎，并将责任转移到别处，我对此感到不安。但是，我们真的能将任何单个事件或信息从其发生的社会、政治和技术背景中分离出来吗？在研究和撰写这本书的过程中，我突然意识到，民众对疫苗抗议的最大原因是，医学界和公共卫生界过于关注疫苗接种、计数和达到数字目标的行动，以至于忽视了围绕着疫苗接种的相关社会、文化、政治和经济等方面的努力。

1964 年，马歇尔·麦克卢汉（Marshall McLuhan）在其著作《理解媒介：人类的延伸》（*Understanding Media: the Extensions of Man*）中阐述了他著名的"媒介即信息"概念。他认识到，信息或内容在理解其影响时不能与媒介分开。他写道，"任何媒介或技术的'信息'，都是它给人类事务带来的规模、速度或模式的改变。铁路并没有把运动、交通、车轮、道路引入人类社会，但它加速和扩大了人类原有功能的规模，创造了全新的城市和新的工作、休闲方式[49]。"

麦克卢汉援引教皇庇护十二世（Pope Pius XII）的观点，后者早在 1950 年，他就对新媒体的影响感到担忧，"可以毫不夸张地说，现代社会的未来及人们内心生活的安定，在很大程度上取决于沟通技术的力量和个人自身反应能力之间的平衡。"现在比以往更是如此。

重新审视新技术、新工艺及其对社会、政治、经济和环境的影响的迫切需要，不是今天这个世界才有的，这在历史上就反复如此。1982 年，一部名为 *Koyaanisqatsi*（霍皮语，意为"失衡生活"）的震撼影片以缓慢移动的场景、城市景观、交通模式和强烈对比吸引了观众，所有这些都与菲利普·格拉斯（Philip Glass）的怪异而令人不安的音乐相映衬。它是"卡齐三部曲"中的第一部，于 2013 年上映，而今比以往任何时候都更有意义。

电影制作人雷吉奥（Reggio）赞同麦克卢汉的观点，即不要将技术与内容分开、与生活分开。他写道："这些电影从来都不是关于技术和工业对人们的影响。所有都包括在这里，即政治、教育、金融结构、民族国家、语言、文化、宗教，所有这些都存在于技术的主体中……我们不是在使用技术，而是生活在技术之中。技术就像我们呼吸的空气一样无处不在[50]。"

现在，地球上的人们比以往任何时候都更"享受"新技术。即使在世界上最偏远、最贫穷的角落，社交媒体也无处不在。它既促进也扰乱了社会生活，对生产和知识共享产生了影响。它既承认了民主，也破坏了民主；它是健康监测和数据共享（甚至是远程医疗）的资产，却也对全球健康造成了意想不到的损害。

200 年前，玛丽·雪莱（Mary Shelley）发表了她引人入胜的故事《科学怪人》（*Frankenstein*）[或译为《现代的普罗米修斯》（*Modern Prometheus*）]。这是一个荒诞的故事，也是一个让人爱不释手的故事。

人类创造了一个怪物，然后抛弃了他，让他独自去寻找自己的路。但是，由于忽视了他的创造能力，弗兰肯斯坦博士面临着他的创造物对他意想不到的报复。雪莱的小说是最早的（也许不是第一部）科幻小说之一，该书呈现了对人类状况的洞察力，想要知道更多的信息，但却没有准备好应对可能产生的后果。

我们正面临层出不穷的社交媒体和全球互联互通的风险与后果。活跃在屏幕后面的算法、网上自动程序和寻衅者正在操纵情绪、恐惧和谎话，使之极端化，并破坏公众对科学的信任。研究发现，在俄罗斯，网络自动程序与寻衅者已渗入疫苗争论中，其并不是为了破坏疫苗，而是作为一个平台（一匹特洛伊木马）进一步破坏民主。这应该是一声嘹亮的号角，提醒我们需要重新"驯服"我们已有的发明创造。在某种程度上，它已成为我们最大的敌人。

参 考 文 献

[1] https://www.nytimes.com/2018/08/13/science/wildfires–physics. html

[2] 2009 Victorian Royal Commission bushfires final report. July 2010. http://royalcommission.vic.gov.au/finaldocuments/ summary/PF/VBRC_ Summary_ PF.pdf

[3] Attiwill P, Binkley D. Exploring the mega–fire reality: A "forest ecology and management" conference. *Forest Ecology Management* 2013;294:1–3.

[4] Arango T, Medina J. California fire now the largest in state history: "People are on edge." https://www.nytimes.com/2018/08/07/us/ california–fires–mendocino.html?module=inline

[5] https://www.seattletimes.com/seattle–news/inslee–declares– wildfire–state–of–emergency–in–washington/

[6] Robbins J. Fierce and unpredictable: How wildfires became infernos. https://www.nytimes.com/2018/08/13/science/ wildfires–physics.html

[7] Yeung J. Australia's deadly wildfires are showing no signs of stopping. Here's what you need to know https://edition.cnn. com/2020/01/01/australia/australia–fires–explainer–intl–hnk– scli/index.html

[8] Kay J. The enduring certainty of radical uncertainty. https://www. ft.com/con–tent/ec5520c4–fb23–11e5–8f41–df5bda8beb40

[9] Mishra P. *Age of anger: A history of the present.* London: Penguin Books, 2017.

[10] https://www.washingtonpost.com/national/health–science/it–will–take–off–like–a–wildfire–the–unique–dangers–of–the–washington–state–measles–outbreak/2019/02/06/cfd5088a–28fa–11e9–b011–d8500644dc98_ story.html?utm_ term=. b9bc09f628aa

[11] https://www.clark.wa.gov/public–health/faq/what–are–immunization–rates–children–clark–county

[12] http://www.euro.who.int/en/media–centre/sections/press–releases/2019/measles–in–europe–record–number–of–both–sick–and–immunized

[13] https://www.physiciansweekly.com/alarming–upsurge–in–measles/

[14] World Economic Forum. *Global Risks 2013*. http://www3. weforum.org/docs/WEF_ GlobalRisks_ Report_ 2013.pdf

[15] Johnson NF, et al. Hidden resilience and adaptive dynamics of the global on–line hate ecology. *Nature* 2019; 573, 261–265.

[16] https://scroll.in/pulse/830129/rumours–about–measles–rubella–vaccine–hit–coverage

[17] https://timesofindia.indiatimes.com/city/meerut/madrassas–in–west–up–say–no–to–measles–rubella–vaccination/articleshow/67184011.cms

[18] https://www.msn.com/en–in/news/jobs–education/mumbai–measles–rubella–vaccination–blocked–as–fake–news–of–

infertility–spreads–on–social–media/vp–BBSgxgr

[19] https://www.pri.org/stories/2019–04–24/india–whatsapp–
weapon–antisocial–hatred

[20] https://timesofindia.indiatimes.com/india/Congress–vs–BJP–The–
curious–case–of–trolls–and–politics/articleshow/23970818.cms?utm_
source=contentofinterest&utm_ medium=text&utm_ campaign=cppst

[21] Peckham R, ed. *Empires of panic*. Hong Kong: Hong Kong
University Press, 2015, 5.

[22] Garrett L. The real reason to panic about China's plague
outbreak. *Foreign Affairs*. November 16, 2019.| https://
foreignpolicy.com/2019/11/16/china–bubonic–plague–
outbreak–pandemic/

[23] Deb A, Donohue S, Glaisyer T. *Is social media a threat to
democracy?* ebook: Omidyar Group, 2017. https://www.com/
wp–content/uploads/2017/10/Social–Media–and–Democracy–
October–5–2017.pdf

[24] https://news.harvard.edu/gazette/story/2018/10/martin–rees–
brings–on–the–future–prospects–for–humanity–to–harvard/

[25] https://www.npr.org/sections/thetwo–way/2018/01/22/579732762/
facebook–says–social–media–can–be–negative–for–democracy

[26] Diamond L, Plattner MF, eds. *Liberation Technology: Social
Media and the Struggle for Democracy*. Baltimore: The Johns
Hopkins University Press, 2012.

[27] World Economic Forum, 28.

[28] Farmer B. Fake vaccine video goes viral in Pakistan putting the

global drive to eradicate polio at risk at the 11th hour. https:// www.telegraph.co.uk/global–health/science–and–disease/fake– vaccine–video–goes–viral–pakistan–putting–global–drive/

[29] https://www.youtube.com/watch?v=wKqsR4C3T84

[30] https://www.telegraph.co.uk/news/2018/07/07/fake–vaccine– video–goes–viral–pakistan–putting–global–drive/

[31] https://www.france24.com/en/20190503–pakistan–demands– facebook–remove–polio–vaccine–misinformation

[32] https://www.japantimes.co.jp/news/2019/05/03/asia–pacific/ science–health–asia–pacific/monstrous–rumors–stoke– hostility–pakistans–anti–polio–drive/#.XM4Mh0hKjD4

[33] Yinka–Ogunleye A, Aruna O, Ogoina D, et al. Reemergence of Human Monkeypox in Nigeria, 2017. *Emerging Infectious Diseases*. 2018;24(6): 1149–1151.

[34] The monkey pox vaccine hoax. http://thepointernewsonline. com/?p=56710

[35] https://www.express.co.uk/news/world/878464/the–plague– madagascar–2017–doctor–black–death–school–stampede– vaccine–pnuemonic

[36] https://www.who.int/csr/don/27–november–2017–plague– madagascar/en/

[37] https://madagascar–tribune.com/Rumeur–de–vaccination– forcee–et,23427.html

[38] Kirby W. Black death stampede: Panic in Madagascar amid plague vaccination fury. *Express*. https://www.express.co.uk/

news/world/878464/the–plague–madagascar–2017–doctor–black–death–school–stampede–vaccine–pnuemonic

[39] https://www.telegraphindia.com/states/odisha/girl–s–body–exhumed–for–probe/cid/1407826

[40] https://www.reuters.com/article/us–sanofi–dengue–philippines/philippines–exhumes–bodies–of–two–children–in–dengue–vaccine–probe–idUSKBN1F01AY

[41] https://schiff.house.gov/news/press–releases/schiff–sends–letter–to–google–facebook–regarding–anti–vaccine–misinformation

[42] https://www.adweek.com/digital/ama–letter–implores–tech–companies–to–do–more–about–vaccine–misinformation/

[43] Smyth C. Anti–vaccine posts could be banned from social media. *The Times* (UK). March 27, 2019.

[44] https://motherboard.vice.com/en_ us/article/xwk9zd/how–facebook–content–moderation–works

[45] https://www.nbcnews.com/tech/social–media/now–available–more–200–000–deleted–russian–troll–tweets–n844731

[46] https://www.theguardian.com/technology/2018/jul/19/facebook–fake–news–violence–moderation–plan

[47] Wolchover N. The Physicist Modeling ISIS and the Alt–Right. The Atlantic August 28, 2017 *https://www.theatlantic.com/science/archive/2017/08/the-physicist-modeling-isis-and-the-alt-right/537699/*

[48] UN Human Rights Council. 38th Session. June–July 2018.[A/

HRC/38/35]Report of the Special Rapporteur on the promotion and protection of the right to freedom of opinion and expression. https://freedex.org/wp-content/blogs.dir/2015/files/2018/05/G1809672.pdf

[49] McLuhan M. *Understanding media: The extensions of man.* Cambridge, MA: MIT Press, 1964.

[50] https://www.totallydublin.ie/film/technologic-interview-godfrey-reggio/

第 6 章 情绪传染
Emotional Contagion

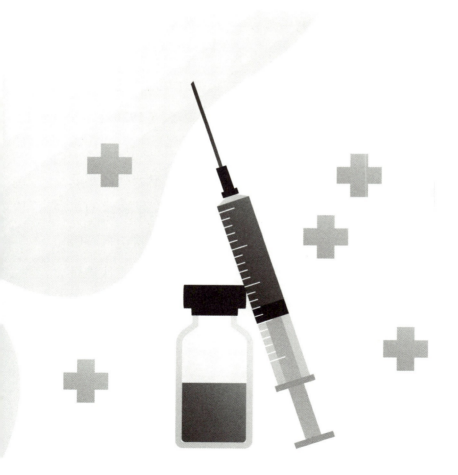

通过参与群体的精神生活，一个人的情绪会被激发到在其他情况下难以企及的程度。正如他们所说的那样，他们迷失了自我，感觉自己被卷入了巨大的情感波涛之中，感受不到他们自身的个性。

——威廉·麦独孤，《团体心理》（1920 年）[1]

2014 年 5 月，在哥伦比亚卡门德尔玻利瓦尔北部的农村小镇，来自同一所学校的 15 名年龄在 11—17 岁的女孩被送往当地医院，她们的症状包括呼吸短促、心动过速和四肢麻木。起初，这些症状被怀疑与食物、水、杀虫剂或铁中毒有关；后来，人们又开始怀疑这是 2 个月前女孩们接种的宫颈癌疫苗的不良反应。

在接下来的几周时间里，同一所学校的 75 名女生出现了类似的症状，最终该地区有 500 多名女生报告出现了麻木、头晕、恶心、行走困难等症状，有些女生甚至出现了全身痉挛。当地新闻媒体报道，女孩们被送往医院急诊室，她们抽搐、晕倒的照片在"油管"上疯传。许多图片是模仿类似的美国、丹麦、爱尔兰和日本的女孩和她们的母亲在"油管"上传播的视频，这些都是在接种宫颈癌疫苗之后发布的。

一个医疗小组被派往玻利瓦尔调查这些病例，但在审查了所有信息并进行实验室测试后，没有任何证据可以解释这些症状。报告承认这些女孩生病了，但唯一可信的解释是，宫颈癌疫苗的接种引发了焦虑，以及该地区长期存在的与疫苗无关的暴力和虐待引发的可能潜在的精神压力，导致发生了群体心因性疾病（也称群体性癔症）。

为了平息事件引发的恐慌和愤怒，哥伦比亚总统发表公开声明，称对女孩的症状进行了调查，发现与宫颈癌疫苗没有直接联系。他宣布，这是出于对接种宫颈癌疫苗的风险的担忧而出现的一种群体心因性疾病。在总统发表讲话时，卫生部部长正登上一架直升机，去玻利瓦尔的市政厅与社区居民会面。当直升机降落时，部长非但没有受到当地居民的欢迎，还遇到了一群愤怒的抗议者，以至于不得不召集军队支援。

女孩们、她们的父母和当地居民都认为这种诊断是对她们的羞辱和漠视。总统的讲话本意是安抚公众，并对女孩的病情表示同情，但事与愿违，这"只是"一种心理反应的想法引发了公众的愤怒。

尽管民众义愤填膺并要求宣布疫苗是造成这些反应的原因，但政府仍然坚信科学证据，并继续全力支持国家宫颈癌免疫规划。然而，公众的不信任蔓延到其他疫苗，宫颈癌疫苗接种量骤降的同时，其他疫苗的接种量也在减少。

2017 年 8 月，也就是事件发生 3 年后，700 人对哥伦比亚政府和疫苗生产商提出集体诉讼，所有人都声称疫苗对他们造成了伤害[2]。与此同时，哥伦比亚女孩极度痛苦反应的"油管"视频仍在流传，并用不同语言配上字幕或画外音，在全球散播疫苗流言和焦虑。

　　在一段名为 *Fue el Guadarsil*（*Guardasil did it*，意为"宫颈癌疫苗所为"）的视频中，开场墨黑色调的画面上，酷似迪伦①的哥伦比亚吉他手，脖子上挂着口琴。他一边弹着吉他，一边唱着一首献给妹妹卡拉的歌："告诉你的母亲，告诉你的姐妹……卡拉接种疫苗时感觉很好，却在昨天被埋葬……"镜头从吉他手移到一群面向镜头排成一排的女孩，吉他手用哀伤的声音呼吁，"不要让他们给你接种疫苗，因为它是致命的……别让他们给你接种疫苗，因为它会害死你。"女孩们排着队，严肃地盯着镜头，像军

――――――――――
①　译者注：鲍勃·迪伦，美国著名音乐家。

人一样，模仿了始于日本、随后传到丹麦、爱尔兰和哥伦比亚的"油管"系列视频中的画面 [3]。

在接种宫颈癌疫苗后出现的一系列大规模昏厥、抽搐和相关症状中，哥伦比亚出现了最夸张的 1 例，与 2014 年电影《堕落》中的场景遥相呼应。

在哥伦比亚引入宫颈癌疫苗后不久，毗邻的巴西也在一所学校中向 11—13 岁的女孩推广宫颈癌疫苗。第一轮疫苗接种进展顺利，85% 以上符合条件的女孩都接种了疫苗。但在第二轮疫苗接种中就出现了问题，有 80 名女孩出现了与哥伦比亚报道的症状相似的症状，即头痛、头晕、昏厥和虚弱。有关症状的消息通过社交媒体、期刊和广播新闻迅速传播。尽管大多数被诊断为焦虑反应的女孩后来完全康复，但这一段插曲仍使人产生恐惧，接受宫颈癌疫苗的人数暴跌至 45% [4]。哥伦比亚事件的恐慌已经蔓延开来。

澳大利亚是最早引入宫颈癌疫苗的国家之一，也是第一个经历这些焦虑反应的国家。2007 年，在澳大利亚墨尔本一所天主教学校就读的 25 名女孩，在接种宫颈癌疫苗后感到头晕和恶心，有些还伴有头痛，一个伴有心悸，另一个伴有呼吸急促。尽管症状不同，但他们都有一个共同点，即他们都是第一次接种宫颈癌疫苗 [5]。虽然大多数症状很快都得到了缓解，女孩的反应也很短暂，但媒体的报道却如病毒般传播开来，引发了人们对宫颈癌疫苗的恐慌。澳大利亚的宫颈癌疫苗接种项目从过度反应中恢复，该国现在的宫颈癌疫苗项目非常成功。然而，日本的经历却截然不同，恐慌曾使宫颈癌疫苗接种项目瘫痪多年。

在日本，宫颈癌疫苗于 2009 年推出，并被广泛接受，接种率接近 80%。然而，在 2013 年 3 月，50 名女孩在接种宫颈癌疫苗后因抽搐、不自主运动、头痛和疲乏而被紧急送往医院，该画面登上了新闻头条 [6]。母亲们发起了一场运动，宣称她们的女儿受到了宫颈癌疫苗的"伤害"。他们组织了一个全国宫颈癌疫苗受害者网络，并发动了一场咄咄逼人的公共运动，抓住主流媒体，使政府陷入瘫痪。这场运动影响了日本国会、国民议会，卫生部对此束手无策。

政府任命了一个委员会负责调查疫苗接种后报道的症状，但未发现明确的原因，也没有证据表明疫苗与症状之间存在联系。结论是——这些反应是心理上的，这进一步激起民众愤怒的情绪。父母们将女儿的症状归咎于政府，从而提起了诉讼。与此同时，日本乃至国际上的研究持续表明宫颈癌疫苗在预防人乳头瘤病毒相关癌症方面的有效性。此外，研究发现，类似症状在未接种疫苗的青少年中的发生率相同 [7, 8]。

2019 年 6 月是日本政府暂停主动推荐宫颈癌疫苗接种建议的第 6 年。接种运动长时间的停滞和领导的优柔寡断，为高度网络化的、激进的家长团体提供了空间，他们推动了一场渗入主流和社交媒体的抗宫颈癌疫苗接种运动，将政客们击垮，让卫生专业人员神伤。正如一位日本卫生官员告诉我的那样，"我们真的不知道该如何对付所有的情绪。"

***

挑战在于，这些女孩的症状真实存在。医学和科学界专注于撇清疫苗与这些症状间的关系，感觉就像否认了女孩们的经历和苦痛，这再次疏远并激怒了她们，以及她们的母亲或其他关心她们的人。

这种现象不仅发生在日本，但日本政府是唯一一个主动暂停推荐疫苗接种超过 6 年的国家，虽然赢得了疫苗批判者的掌声 [9]，但国际科学界则对此表示失望。

日本的宫颈癌疫苗故事已传遍世界，在质疑疫苗的网站、电影和"油管"视频，如"牺牲的处女"（*Sacrificial Virgins*）和"维生素电影"（*Vitamin Movie*）中都有呈现，其中包括一次对 1 名日本医生的采访。这位医生谈到大剂量维生素 C 可治疗日本女孩在宫颈癌疫苗接种后持续出现的颤抖和抽搐[10]。

日本的经历和家长协会的不满引发了许多其他相关协会的共鸣，包括西班牙（宫颈癌疫苗受影响者协会 /Association of Affected People Due to the HPV Vaccine）、英国（宫颈癌疫苗受害妇女协会 / Association of HPV Vaccine Injured Daughters）、爱尔兰［加德西（宫颈癌疫苗）造成极端创伤反应（遗憾）/Reactions and Effects of Gardasil Resulting in Extreme Trauma（REGRET）］和哥伦比亚（宫颈癌疫苗受害者重建希望协会 /Rebuilding Hope Association for

HPV Vaccine Victims）。由于社交媒体网络不仅可以共享信息，还可以充当组织平台；因此，这场运动最终走向了全球。

2016 年，亚美尼亚政府向全球疫苗和免疫联盟（GAVI）提交了一份提案，以支持一项新的宫颈癌疫苗计划。在提案中，他们对将面临的挑战做了预测，并对所有的理由写了一个简明的总结。

我们预计，在亚美尼亚实现宫颈癌疫苗高覆盖率的主要障碍将是少女、其父母、医务工作者和公众对疫苗安全的担忧……2009 年以来，只有 3 个中等收入国家引进了宫颈癌疫苗，即罗马尼亚、前南斯拉夫的马其顿共和国和哈萨克斯坦……互联网和社交媒体上充斥着关于接种疫苗对女孩健康产生负面影响的流言，以及对接种宫颈癌疫苗是否有益的质疑。因此，罗马尼亚卫生部不得不取消宫颈癌疫苗接种，并销毁已采购的疫苗。在前南斯拉夫的马其顿共和国，宫颈癌疫苗的覆盖率远低于其他青少年疫苗的覆盖率。在哈萨克斯坦，宫颈癌疫苗在接种后引起了一系列与焦虑相关的不良反应，这些不良反应后来转变为普遍的心理反应，造成了很大的负面宣传效果。因此，哈萨克斯坦卫生部不得不取消其宫颈癌疫苗接种计划并销毁疫苗。最近，我们地区的高收入国家（如丹麦和爱尔兰），也出现了类似的免疫后与焦虑相关的不良反应，对先前成功的宫颈癌疫苗接种计划产生了负面影响。在丹麦，宫颈癌疫苗覆盖率在 1 年内从 86% 下降至 15%。在日本，免疫后与焦虑相关的不良反应的报道，导致该国暂停了宫颈癌疫苗接种。有关哈萨克斯坦、丹麦和日本疫苗安全事件的信息已通过互联网、大众媒体和社交媒体在该区域的所有国家不胫而走 [11]。

虽然亚美尼亚拥有较好的儿童免疫规划，但他们知道，宫颈癌疫苗接种将带来莫大挑战。如其所料，尽管亚美尼亚在 2017 年获得了资助，并收到了宫颈癌疫苗供给，但是出于各种原因，几乎没有人想要接种这一疫苗。2017 年 12 月 2 日—2018 年 7 月，接受疫苗接种的女孩不到 5%。

哥伦比亚接种宫颈癌疫苗后的不良反应，同样发生在其他疫苗接种计划的背景下，这种现象并不是宫颈癌疫苗所独有的。1992—2017 年，世界各地都出现了疫苗接种后群体性癔症的诊断病例，从澳大利亚到乍得共和国 [12]、中国、伊朗、意大利、印度、约旦、韩国 [13] 和美国等。从预防霍乱、白喉、破伤风、乙型肝炎、脑膜炎和破伤风，到 H1N1 和宫颈癌疫苗，各种各样的疫苗都出现了这种情况 [14]。在所有病例中，受种者都出现了一系列类似的症状，但没有发现这些症状与特定疫苗有任何联系，而是被认为与疫苗焦虑、流言或其他背景压力有更直接的联系，这些压力助长了"情绪病毒"的传播和随之而来的身体症状。在这些病例中，群体性的反应，大多发生于集体接种疫苗的学龄儿童，进一步加剧了对孩子们可能存在的、任何微小影响的焦虑或担忧。在某些病例中，孩子们接连像多米诺骨牌一样晕倒。他们浑身发抖、头晕目眩，有些人还出现了抽搐。任何人看到都会害怕，并足以引起恐慌。

　　这些症状确实存在，包括疼痛，可以持续数月甚至数年。很少有人会接受这些反应是心理症状。1998 年，在约旦安曼，在学校开展了破伤风 – 白喉疫苗接种计划。9 月，有近 2 万名儿童接种了疫苗，而在 9 月 29 日上午，80 名儿童前往医院，声称出现了一系列症状，如发热、头痛、疼痛、恶心、头晕和昏厥。到第二天结束时，有 122 人被送进医院，这条新闻在当地媒体上疯传。卫生部在所有学校进

行了一项调查，以评估反应的范围，他们发现有 800
多名儿童报告了症状，而他们所有的实验室检查结
果都是正常的。虽然一些轻微的反应可能归因于疫
苗接种，但总体调查得出的结论是群体心因性疾病。
该报告不仅指出了人们对疫苗的恐惧是通过流言散
播，并被媒体放大了，而且还指出了对政府的不信
任和不满的背景。疫苗事件发生在公众对公共水源
疑似污染的争论之后。群体性疾病并不仅仅与对疫
苗的焦虑有关，还有更深层次的肥沃土壤——来自
疫苗接种计划之外的更深层次的不信任，这种不信
任加剧了对疫苗的焦虑和群体性反应 [15]。

　　几年前，在伊朗的一个村庄，当地一所学校启
动了破伤风疫苗接种计划。在第一批 26 名女孩接种
疫苗 4 天后，其中 1 名女孩昏倒，并出现颤抖、头
痛和被诊断为假性癫痫的症状。由于怀疑与疫苗有
关，因此为她进行了检查，发现她有抑郁症史，并

在接种疫苗前的其他时间也出现过类似的症状。尽管如此，在接下来的几天时间里，另外 9 名接种过疫苗的女孩也开始出现类似的症状。而这些病例中，此前没有抑郁症的病史。在没有明确解释的情况下，这被解释为心理反应，很可能是由第一个女孩的反应引发的。然而，对那些真正受影响的人来说，诊断结果并不令人满意。流言在村子里闹得满城风雨，讹传真正的原因是疫苗导致了一种"脑部疾病"，这引发了人们对疫苗接种计划的不安和不信任[16]。在疫苗反应后很长一段时间，担忧和恐惧依然存在。

***

由恐惧、焦虑和压力引起的情绪传染及身体症状已被研究了数十年。在 20 世纪，这些类型的症状通常与对空气、食物和水质的担忧有关[17]。有关化学事故后群体性疾病暴发的记录尤其详尽，人们忧心忡忡，即使是一种不寻常的气味也会引发中毒的暗示，伴随恶心、昏厥、抽搐和其他神经系统症状。这些身体症状可以像野火一样在人群中传播，究其元凶却并非这些"有毒物质"。

　　1999 年夏天，比利时一群学生抱怨头痛、恶心、呼吸困难、头晕和发抖 [18]。而他们有一个共同点，都喝了可口可乐。学生们被送往医院进行了多项化验，但化验结果一切正常。而在接下来的几天时间里，多所学校的学生也出现了类似的症状，抱怨可口可乐里有一股奇怪的味道。流言和焦虑在人群中蔓延，甚至跨越国界。尽管没有证据指向可口可乐与这种疾病存在联系，但在比利时、法国和西班牙仍然禁止了销售可口可乐和其他软饮。

　　对可口可乐的恐慌，是在比利时公众因"二噁英危机"而产生的不信任的背景下发生的。在可口可乐事件发生的同年年初，公众了解到动物饲料污染对公共食品供应的影响。政府已有好几个月没有披露此事，政府试图避免恐慌，但却进一步导致了不信任，并使公众愈发怀疑事件的后果。除了造成生理痛苦并引发焦虑外，整个事件给可口可乐公司造成了超过 1 亿美元的损失 [19]。如果一个风险或流言足够可信，它可以对个人或集体行为产生巨大冲击，并由此殃及人力和财务花销。

社交媒体改变了群体心因性疾病暴发的模式。2011 年，纽约勒罗伊高中（Le Roy High School）的一些女孩出现了面部痉挛和无意识抽搐的症状 [20]。有人怀疑，就像可口可乐事件一样，这些症状可能是由一种有毒物质引起的，也许是历史上的化学物质泄漏造成的 [21]。医生们怀疑，是这些女孩上传到"油管"的视频，导致这些怪异动作的传播。当媒体停止报道后，她们便恢复了正常。一位治疗过其中一些女孩的神经学家评论道："看到人们先后发布一些视频，这非同寻常……这些动作怪异、与已知的运动障碍不同，它们是同类的动作。随着在'脸书'或'油管'上的曝光，这种模仿会持续发生，这也是现代症状传播的方式 [22]。"

　　社交媒体似乎也改变了这些疾病暴发的模式。据记载，有两种类型的症状。第一种是在一个亲密的群体中，由极端、突然的压力所引发的，会引起头晕、头痛和昏厥等症状，受影响者通常在 24 小时内恢复正常。第二种是长期焦虑导致的，症状包括颤抖、痉挛、行走困难，有时甚至无法控制地大笑，这种情况可能持续数周或数月。通过在社交媒体上分享视频，出现了这些症状的新组合，并不止于"始发地"，甚至在不同的地方涌现 [23]。

　　正如群体心因性疾病专家巴塞洛缪和他的同事们所写，"我们可能正在见证群体心因性疾病历史上的一个里程碑，互联网和社交媒体网络将成为主要传播媒介。他们的疾病很可能象征着一个更宽泛的问题，事实上这种情况已经发生了[24]。"

2014 年，对一些使用"脸书"的人进行了一项试验，以了解人与人之间在没有面对面交流的情况下，情绪传染是否会发生。研究人员操控了推送新闻中的情绪内容，结果证实"情绪状态可以通过情绪传染传递给他人，导致人们在不知不觉中感同身受"。更重要的是他们证实，这些情绪可以通过网络被唤起，无须面对面的互动。

在对使用"脸书"的人的一项试验中，我们通过减少新闻推送中的情绪内容，测试情绪传染是否会发生在个体间面对面的互动之外。当正面表达减少时，人们发表的正面帖子更少，消极帖子更多；当负面表达减少时，相反的模式就会发生。这些结果表明，他人在"脸书"上表达的情绪会影响我们自己的情绪，这为通过社交网络实现大规模传染提供了证据……这是情绪传染的一种形式 [25]。

这种被定义为群体心因性疾病的事件使高层官员们束手无策，引发了民众的恐慌。在哥伦比亚、丹麦和日本，群体心因性疾病症状和宫颈癌疫苗之间假想的联系所引起的恐慌，是导致宫颈癌疫苗接种率大幅下降的原因。虽然这类事件并不罕见，但社交媒体的新格局已经以前所未有的、难以预测的模式推动了这些事件的传播和影响。

***

情绪的病毒式传播可以让某些看法或信念传播、发展或持续下去，但这种传播也可能对个人和群体行为产生巨大影响。那些受到这些情绪影响的人，也可能会产生心理上所引发的生理反应，在群体之间传播时，即表现为心理疾病或群体心因性疾病。

这种情绪传染也可以导致完全不同的结果，激发群体对疫苗产生身体上（实际是心理上）的不良反应，其症状也并不唯一。这些不良反应在接种不同的疫苗后表现出来，特别是在女生接种宫颈癌疫苗后，在学校小组中表现得尤为普遍[26]。鉴于心理疾病所带来的污名，以及当卫生监管部门声称疫苗反应是心理反应时引发的公众愤怒，世界卫生组织召集了一个小组，考虑重新给这种反应命名。最初，"焦虑反应"一词被认为是一种可替代的、不具侮辱性的描述，即对疫苗接种的心理上的反应所触发的身体症状，表现为晕厥、痉挛、行动不便和进食障碍。近来讨论得出的结论是，"焦虑"并未涵盖所报道的疫苗不良反应，世界卫生组织将其重命名为"免疫接种应激相关反应"（immunization stress related

response），并将其描述为"个人体内发生的生理因
素与其在特定社会背景（生理、心理和社会背景）下
的精神力量和心理弱点的组合 [27]"。简而言之，它是
复杂的，虽然其中一些症状可能与疫苗无关，但与
接种疫苗的经历有关。

参 考 文 献

[1] See William McDougall (1920) in Introduction.

[2] Carlos Guevara M. Class action lawsuit against HPV vaccine
filed in Colombia. Medscape. August 7, 2017. http://www.
medscape.com/viewarticle/883873

[3] Larson HJ. Global girl gang. *Lancet* 2018;391:527–528.

[4] Sartori A. "HPV introduction in Brazilian schools: lessons learnt
for dengue vaccine introduction" Presentation at "Pre-vaccination
screening for the use of dengue vaccines widifferential
performance dependent on serostatus: rapid dinostic tests and
implementation strategies" meeting aMerieux Foundation,
Annecy. January 14, 2019. https://www.gdac-dengue.org/wp-
content/uploads/2019/02/dengue-pre-vaccination-screening-
based-on-serostatus-2019-report.pdf

[5] Chapman S, MacKenzie R. Fainting schoolgirls wipe $A1bn off market value of Gardasil producer. *BMJ* 2007;334:1195

[6] https://www.youtube.com/watch?v=BGjn1ZOnRiY#action=share

[7] Suzuki S, Hosono A. No association between HPV vaccine and reported post-vaccination symptoms in Japanese young women: Results of the Nagoya study. *Papillomavirus Res.* 2018;5:96–103.

[8] Konno R, et al. Effectiveness of HPV vaccination against high grade cervical lesions in Japan. *Vaccine* 2018;36:7913–7915.

[9] Larson HJ, Wilson R, Hanley S et al. Tracking the global spread of vaccine sentiments: The global response to Japan's suspension of its HPV vaccine recommendation. *Hum Vaccines Immunotherapeut* 2014;10(9): 2543–2550.

[10] https://www.belfasttelegraph.co.uk/life/health/a-belfastmans-quest-to-find-out-if-a-simple-vitamin-pill-can-beat-some-of-our-cruellest-illnesses-34319329.html

[11] file:///C:/Users/eidehlar/Downloads/Proposal%20for%20HPV%20demo%20application%202017%20-%20Armenia.pdf

[12] Berlier M, et al. Communication challenges during the development and introduction of a new meningococcal vaccine in Africa. *CID* 2015;61(Suppl 5):S451.

[13] Yang TU. Psychogenic illness following vaccination: Exploratory study of mass vaccination against pandemic influenza A (H1N1) in 2009 in South Korea. *Clin Exp Vaccine Res* 2017;6:31–37.

[14] http://www.who.int/vaccine_ safety/committee/topics/global_

AEFI_ mon–itoring/Dec_ 2015/en/

[15] Kharabsheh S, et al. Mass psychogenic illness following tetanus–diphtheria toxoid vaccination in Jordan. *Bull WHO* 2001;79:764–770.

[16] Yasamy MT, et al. Post vaccination mass psychogenic illness in an Iranian rural school. *Eastern Mediterranean Health Journal* 1999;5(4):710–716.

[17] Bartholomew RE, Wessely S. Protean nature of mass sociogenic illness: From possessed nuns to chemical and biological terrorism fears. *Br J Psychiatry* 2002 Apr;180:300–306.

[18] Nemery B, et al. The Coca–Cola incident in Belgium, June 1999. *Food Chem Toxicol* 2002;40:1657–1667.

[19] Taylor M. Cultural variance as a challenge to global public relations: A case study of the Coca–Cola scare in Europe. *Public Relations Rev* 2000;26(3):277–293.

[20] http://www.nytimes.com/2012/03/11/magazine/teenage–girls–twitching–le–roy.html?_ r=1

[21] Bartholomew RE, Wessely S, Rubin JG. Mass psychogenic illness and the social network: Is it changing the pattern of outbreaks? *J R Soc Med* 2012;105:509–512.

[22] Bates D. Facebook to blame for the panic surrounding mysterious Tourettes–like illness spreading in rural New York town. *DailyMail* (UK). February 5, 2012. https://www.dailymail.co.uk/news/article–2096813/Could–infection–mysterious–Tourettes–like–syndrome–affecting–teenagers.html

[23] Wessely S. Mass hysteria: Two syndromes?*Psychol Med* 1987;17:109–20.

[24] Bartholomew RE. Mass psychogenic illness and the social network.

[25] Kramer ADI, Guillory JE, Hancock JT. Experimental evidence of massive–scale emotional contagion through social networks. *PNAS* 2014;111(29):10779.

[26] Loharikar A, et al. Anxiety–related adverse events following immunization (AEFI): A systematic review of published clusters of illness. *Vaccine* 2017. https://www.ncbi.nlm.nih.gov/pubmed/29198916

[27] World Health Organization (WHO). *Immunization stress-related response. A manual for program managers and health professionals to prevent, identify and respond to stressrelated responses following immunization.* Geneva: World Health Organization; 2019. https://www.who.int/publications-detail/978–92–4–151594–8

第 7 章　信仰的力量
The Power of Belief

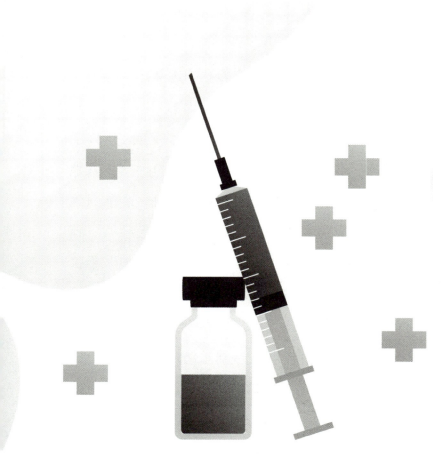

观念、情感、情绪和信仰在人群中具有像微生物一样强大的传染力。

——古斯塔夫·勒庞《乌合之众》

当我坐在休息室里，等着被叫进英国广播公司维多利亚德比郡电视台的热门访谈节目时，我看到一个年轻的女孩坐在房间另一边的沙发上。她伸手去拿摆满了颜料和白纸的咖啡桌上的画笔。当她转身时，我看到一些闪闪发光的东西，才意识到她有一只仿生手臂，实际上是两只仿生手臂。她是一个有着金色卷发、大眼睛和"神奇女侠"手臂的少女。在后台，13 岁的蒂莉（Tilly）出现在候场室的电视屏幕上。这是节目的预告片，展示了蒂莉用她的新手指化妆。蒂莉是访谈节目的下一位嘉宾，准备骄傲地展示她的新义肢，而她在幼时就因脑膜炎而失去了手臂。在我们一起坐在休息室的 10 分钟里，我看到了她的坚韧。她伸出新的仿生手指去拿纤细的化妆笔，在第一次近似人类的机械抓握尝试中，化妆笔滑落。她在微笑时容光焕发，对自己的新能力充满了热情。我看着她站起身来，试图从房间里更高的地方把化妆笔拿起来。她走路有些蹒跚，但在左右两个闪亮的"新朋友"的热切引导下，她优雅地抬起了她那瘦小的身躯。

当我被叫到电视演播室时，我在想蒂莉及一种传染病给她的生活带来的困境。这给了我力量去面对我料想会是饱受争议的辩论，辩论的一方是一位支持接种疫苗的母亲，而另一方是一位拒绝接种疫苗的母亲，她们坚信要过一种"自然"的生活，不需要化学制品，不需要疫苗，甚至不惜让自己的孩子承担因感染传染病而致残的潜在风险。我绕过摄像机，坐在主持人旁边，两位来自这个国家不同地方的母亲被投影在大屏幕上。较年长的母亲乔，在家里讲述了女儿因感染麻疹致残的故事。而年轻的激进主义母亲洛蒂把婴儿像袋鼠一样绑在胸前，她坚决否认存在一个强大的疫苗安全体系。因为她的第一个孩子在接种疫苗后感觉不适，所以她拒绝为后两个孩子接种疫苗。在这两位母亲身上我们捕捉到了疫苗怀疑论的人口统计学特征。精通社交媒体的千禧一代经常在调查中持疫苗怀疑论，他们渴望自己找到证据，做出自己的选择。

在洛蒂发表观点后，主持人转身问她，为什么忽视顶尖医学专家的共识。洛蒂矢口否认，并很快就把问题颠倒过来。在她看来，问题在于，年轻母亲觉得自己才是被忽视的人，是专家没有听取父母的意见。"我认为，我们很有必要进行这次讨论。家长们从未参与，甚至经常被禁止讨论这个问题。成千上万的儿童因接种疫苗而受到伤害，却没有人倾听他们的呼声。这就是为什么我们有像山金草①（Arnica）这样的组织，还有区域性组织，其中一些是封闭的，但大多数是开放的，以便能够与其他家长讨论，试图弄清楚发生在我们孩子身上的事情。"

在谈论疫苗风险时，那种被"拒之门外"的感觉层见叠出。那些不愿接种疫苗的母亲，觉得自己从来不是疫苗怀疑论者，她们觉得自己的问题被忽视、观点被压制，这只会深化她们对风险和真相可能被隐瞒的怀疑。与此同时，许多人已经自己找到了答案，得出了自己的结论，并且不愿意让步。

我离开演播室后，用手机搜索"山金草"家长组织。这个组织的使命声明是这样写的："山金草是

① 译者注：山金草，是一种菊科植物，西方人喜欢使用的一种传统草药，用于治疗跌打损伤与抗淤血。

一个由家长领导、支撑的团体。"这看起来合情合理。
"我们相信整体健康的方法，并认识到讨论和实践的
基层需要，特别是在目前营养补品、有机食品和顺
势疗法受到威胁的情况下。"我对这部分描述感到有
些惊讶，在我的印象中，顺势疗法和有机食品的追
随者不断壮大，而不是受到威胁，这是影响决策的
重要观念。

在使命声明的下方，它表明了中立的态度："我
们是一个非营利性组织，不主张任何一种健康方法，
尽管我们更愿意在可能的情况下使用替代疗法替代
其他药物，以实现整体健康。例如，使用营养品和
草药来代替感冒药，在使用 Calpol ① 和抗生素之前
尝试安抚和顺势疗法，支持用天然免疫代替疫苗。"
这份声明似乎对疫苗有一个明确的立场，尽管他们
确实添加了"在可能的情况下"，但至少反映了对其

---

① 译者注：一种英国家喻户晓的儿童镇痛解热药。

他选择的一些开放态度。

"我们相信，最终，未接种疫苗的儿童可能比接种疫苗的儿童更健康……我们的长期目标是鼓励分享未接种疫苗儿童的健康记录，并将其与接种疫苗儿童进行比较。"他们想比较接种与未接种疫苗儿童的后续情况，这在原则上并没有错（即随机对照试验的原则），但他们似乎没有认识到，疫苗在向公众提供之前，就已经进行过多年的接种与未接种儿童间的对照试验。

许多人坚信大自然的力量足以抵御疾病，"山金草"组织就是其中之一，他们健康生活的方式就包括拒绝为孩子接种疫苗。对一些人来说，选择不接种疫苗会给人一种不必冒险的感觉，在某种程度上，顺其自然比有意接种疫苗更容易被理解。对一些人来说是这样的，但不是所有人。

从自然疗法到顺势疗法，越来越多的另类健康观念正成为整体生活方式选择的一部分，包括有机、反转基因（转基因生物）和不含化学物质的食物、旧石器饮食、不含氟的水、家庭分娩、安全期避孕而不是避孕药，以及"不接种疫苗"地养育孩子。虽然更自然的生活方式在很多方面都是合理的，但在预防疾病方面，可能功效甚微，甚至是不安全的。一些人选择麻疹和水痘派对作为建立免疫系统的一种更"自然"的方式，让他们的孩子与受感染的孩子接触，并通过感染疾病获得自然的免疫力。"脸书"上的一个页面提供"找到你附近的痘痘派对"，还有一个页面出售寄送被水痘感染者舔过的棒棒糖。纳什维尔的一家电视台（WSMV）发现了一名女子的帖子，在这些帖子中，她还提出可运送唾液和棉签，所有这些都只需 50 美元，可以通过"贝宝"（PayPal）支付。这位名叫温迪·维尔基特（Wendy Werkit）的女子告诉电视台记者金伯利·库尔特（Kimberly Curth），她曾把自己孩子舔过的棒棒糖寄走，"这样别人的孩子就会得水痘 [2]。"在水痘棒棒糖的营销案例中，根据禁止邮寄任何传染性物质（无论是炭疽或水痘）的法律，"脸书"被判违法，随即删除了推销该棒棒糖的页面。

提倡替代方法的人胸有成竹，"作为父母，我们知道我们在做什么。健康的孩子不会死于水痘，我们的孩子很健康，他们的免疫系统可以说非常强大 [3]。"

一位拉比（犹太教士）在谈到伦敦犹太东正教社区暴发的麻疹疫情时说，"人们认为麻疹是一种'健康疾病'，对健康没有太大的危害。"并不是每个人都持他这样的观点，在地球另一端的澳大利亚，一位激昂的母亲写了一部名为《梅勒妮的奇妙麻疹》（*Melanie's Marvellous Measles*）的儿童读物，鼓励孩子们把麻疹看作是"自然的"。封面是一个色彩斑斓的春日，绿草茵茵，白色和紫色的花朵丛中，梅兰妮穿着粉红色的衣服，向一只蓝色的蝴蝶张开双臂奔跑，脸上洋溢着喜悦和快乐，拥抱着大自然。

封底讲述了作者的故事和观点，"我见过很多次：与我孩子同龄的孩子已接种过疫苗，但仍感染了相应的疾病。令人惊讶的是，有时，我的那些没有接种疫苗的孩子会因为同龄人的疾病而受到指责。如果他们没有患病，这不可能发生。"作者没有意识到一点，是她没有接种疫苗的孩子导致了麻疹的传播。确实，如果她的孩子没有感染麻疹，就不会把它传染给其他人。未接种疫苗的儿童，特别是当他们聚集在一起时，造成了社区保护的漏洞。换句话说，这是一条麻疹传播的路径，不一定会让他们生病，但会让其他人生病，而那些接种了疫苗的人为阻止病毒的传播做出了贡献。接种疫苗足以激发天然抗体，不会让儿童患上麻疹，也不会承担相关并发症的风险。

在英国《金融时报》（*Financial Times*）的一篇文章中，记者蒂姆·哈福德（Tim Harford）就《梅勒妮的奇妙麻疹》一书的作者的信仰提出了一个问题："为什么这样的想法会持续下去？"他认为，这并不是因为人们"什么都相信"，而是因为很多人不相信一些他们本应该相信的事情。相反，他写道，"问题不在于没有人关心，反而是因为人们太在意了，以至于他们会不遗余力地去排除相反的证据。怀疑并不源于怠惰，而是出自激进[4]。"

加拿大的一个喜剧电视节目《比弗顿》（*Beaverton*），试图缓和选择自然免疫的父母和鼓励他们接种疫苗的医生之间的紧张关系。在一个诊所的玻璃门上，挂着"免费流感疫苗接种"的牌子，主持人介绍了这个项目，"加拿大的疫苗接种率正在下降。尽管有确凿的证据表明疫苗是安全有效的，但他们的声誉已被虚假研究、名誉扫地的前医生和非知名演员践踏。而现在医生们找到了一种说服怀疑者相信疫苗的方法，即把疫苗伪装成自然疗法！"

在电视背景上，一位穿白大褂的医生走出诊所，在"免费流感疫苗接种"的牌子上又挂了一块牌子。这张牌子上面写着"免费系列姜黄注射液"，下面还有一个大大的"公平交易"标志。

画面切换到医生坐在办公桌前与电视节目主持人交谈。"人们愿意将任何他们认为是天然的东西摄入体内，所以与其告诉人们我要给他们的孩子接种的是腮腺炎疫苗，还不如说这是苹果醋！这样效果很不错。"

接着，背景图像变成了一屏有关蜂毒、玉蛋和内衣导致乳腺癌的小册子。

"医生们称之为'Goop 效应'，"主持人继续说道，他暗指格温妮丝·帕特洛（Gwyneth Paltrow）^① 的整体健康提升言论。"自然意味着安全，得到名人认可的观点就是自然。而现在，医生们也选择这种方式，让所有的患者都能享受到科学带来的所有益处，而不是他们非常讨厌的'理性'部分。"与此同时，这位医生在门上贴了一个新牌子，上面写着"健康伙伴"，覆盖了原来的"医生办公室"标签。她走进办公室，穿上一件红色带花的水疗长袍，而不是白色的外套，然后在墙上钉了一张"穴位系统"的海报，上面展示着印度盘腿瑜伽。

镜头回到医生身上。"我意识到，大多患者都认定所有的医生都在推行'大规模群体免疫'，此刻，我不得不做出选择。引用同行评议的疫苗研究，或者干脆告诉他们这是一剂上好的老式'治愈果汁'。"随

①　译者注：奥斯卡影后，创办名为"Goop"的健康公司，推出和售卖许多未经科学验证的产品。

后，她拿起疫苗瓶，然后贴上新的"治愈果汁"标签。

"所以，你在撒谎吗？"节目主持人问医生。

"当然，但至少现在我能真正治疗我的患者了。"

主持人总结道，"所以，虽然加拿大医疗保健系统的简单化可能会让那些倾向科学医疗的人感到担忧，但它最终给了许多父母他们一直想要的东西，即让他们觉得自己比医生更聪明的机会。"

可笑吗？对于那些热衷于有机食品而非科学治疗的人来说，这并不可笑，但这是两个极端化世界的深刻剪影，就像我在早间访谈节目中坐在洛蒂和乔之间的经历一样。

当谈到对大自然的信任时，对一些人来说，这是一种强大的、几乎是宗教般的令人信服的东西。当疾病"自然"发生时，它在某种程度上更容易被接受，而且比疫苗的任何潜在不良反应带来的罪过更小。心理学家称之为"忽略偏见"（omission bias），即选择不采取行动，比如不接种疫苗，而是听之任之，感觉风险更小，罪责更少，哪怕是采取行动会最终降低更大的风险。

宗教信仰的不稳定性

利用宗教来说服或劝阻公众接种疫苗的情况并不少见，宗教有时被用作其他潜在忧虑、信仰或政治立场的幌子，或被用于呼吁共同信仰社区内的信任网络。大多数宗教典籍都是在疫苗出现之前撰写的，目前几乎没有宗教禁止所有的疫苗，而是在特定的疫苗或它们的接种时机方面存在质疑，例如考虑到宫颈癌疫苗接种年龄与性行为的联系，或者在一些疫苗的制备过程中使用胎儿组织等添加剂。拒绝接种疫苗的宗教原因在宗教团体内部也有很大差异，这往往取决于宗教领袖个人对文本的解释，或取决于特定宗教团体生活在哪里，以及他们是属于少数还是多数、边缘化还是得到政府支持的。那些边缘化的或少数群体中的人有时更不轻易信任政府，特别是当他们感到自己没有得到与其他人相同水平的对待时。这种更深层次的不信任会影响他们参与政府推动的疫苗接种计划的意愿。一些宗教团体害怕疫苗，因为他们认为疫苗是由另一个宗教团体提供的，而另一个宗教团体的动机是他们所不信任的。

在苏丹喀土穆的一项研究便是一个生动的例子。研究人员被告知："宗教拒绝的事件在不断升级，诸如安萨尔·桑纳（Ansar Al-Sunna）和瓦哈比亚（Wahabia）等宗教团体认为疫苗是由犹太人带来的；因此，他们拒绝所有疫苗。"而另一份报告称"有时他们提出是共济会和异教徒国家带来的疫苗 [5]"。

宗教团体内部的分歧也可能导致对疫苗接种的不同看法，有时甚至伤及生命，例如，在巴基斯坦和尼日利亚，穆斯林女性脊髓灰质炎疫苗接种者被杀害。这些杀戮的动机是极端穆斯林分子不仅反对女孩接受教育，也反对女孩在公共岗位上工作，或者更甚，反对参与主要由西方国家资助和推动的全球疫苗接种行动。

宗教领袖在重建和破坏人们对疫苗的信任方面都发挥了重要作用。当 1995 年的绝育流言在多个国家流传时，世界卫生组织向梵蒂冈伸出援手，帮助重建人们对破伤风疫苗的信心。他们认为，梵蒂冈将在其宗教追随者中建立起对该疫苗的信心和信任，而其影响力将超过任何卫生官员所能做到的。

10 年后，世界卫生组织向伊斯兰合作组织（Organization of Islamic Cooperation）伸出援手，帮助逆转了尼日利亚北部对脊髓灰质炎疫苗接种的抵制，这种抵制助长了脊髓灰质炎病毒在当地和非洲多个国家的传播。除了当地流言说疫苗会使他们的孩子不育外，穆斯林拒绝脊髓灰质炎疫苗的原因是，他们担心口服疫苗使用的明胶中含有猪（来自猪肉）制品。世界卫生组织和认可使用猪肉制品的伊斯兰医学科学家组织在一次合作会议上解决了这一关切问题[6]。最终的结论是，明胶已经处理过，人们所担心的成分变得足够纯粹，可以使用。而且从公共卫生的角度来看，在没有其他更"清真"替代品的情况下，疫苗可以被允许使用。虽然这一高级别全球共识有助于减轻许多国家的担忧，但当地民众仍信赖当地伊玛目（imam）的指导，其中一些人仍坚定地认为，疫苗中的猪制品对信徒来说是不可接受的。

在马来西亚，尽管国家伊斯兰当局批准了疫苗，但吉打州的北部疫苗拒绝率仍居高不下，这主要是出于对其清真状况的质疑。马来西亚卫生部部长苏布兰马尼安（Subramaniam）在接受路透社采访时表示，拒绝接种疫苗的人数"在过去 3 年增加了一倍多，

2015 年达到 1541 例……我们担心的是，如果不加以控制，从长远来看，这将对整个国家产生重大影响"。截至 2016 年 6 月因疫苗接种不足，已有 5 名儿童死于白喉。

马来西亚替代疗法的倡导者和实践者阿里夫·费萨尔（Arif Faizal）是穆斯林中对疫苗持谨慎态度的一员。他为父母拒绝接种疫苗的权利大声疾呼，但潜台词是他们应该有权选择替代药物（他有一个解决方案可以提供）。他是那些对拒绝接种疫苗的父母具有影响力的人之一，他们中的许多人都住在吉打州，这反映了当地领导层和拥有共同信仰的紧密社区的强大影响力 [7]。

在印度南部，当一些社区因为清真兼容性、安全问题和对绝育的恐惧等一系列问题而开始抵制疫苗接种时，出现了类似的态势。在那里，一位自然疗法领袖介入，阻止人们接受疫苗。在"脸书"视频中，因反疫苗观点而在当地出名的雅各布·瓦达卡尚奇里（Jacob Vadakkanchery）指向美国法院和疫苗安全性问题，并提出"印度提供的疫苗是在美国遭到抵制的 [8]"。他有一种替代方法可以提供。

2018 年，印度尼西亚遭遇了马来西亚和印度南部出现的类似阻力。印度尼西亚乌勒马理事会发布了一项教令，声称虽然麻风腮疫苗含有猪制品，不是清真的，并模棱两可地补充说，但允许接种（因为没有可用的替代品）[9]。尽管教令允许接种疫苗，但对疫苗的焦虑和不情愿的情绪依然存在。穆斯林自然疗法学家杜伊·赫斯亚瓦蒂（Dewi Hestyawati）再次直言不讳地倡导反对疫苗接种，并提倡"拔罐"疗法作为疫苗接种的替代方案 [10]。

在某些情况下，导致人们不愿或拒绝接种疫苗的原因与其说是对疫苗的抵制，不如说是对特定成分的抵制。一些反对流产的宗教团体拒绝使用涉及流产胎儿组织的疫苗，也有一些团体则不接受在一些口服疫苗胶囊或鼻用疫苗的明胶中使用猪制品，因为它是从猪肉中提取的 [11]。

　　疫苗决策很少由单一的信仰决定，而是由不同的价值观和信仰交织而成，无论是宗教、哲学还是自然疗法。这一信仰网络有助于理顺并驾驭围绕疫苗的不确定性、恐惧和焦虑，特别是当与提供疫苗者之间的信任关系并不稳固时。

当信仰催生暴力

　　2007 年，巴基斯坦西北边境有 2.4 万名儿童没有接种疫苗。家长们不信任外国领导的脊髓灰质炎疫苗接种计划，极端宗教牧师在清真寺使用扩音器，在电台布道，散布有关疫苗的错误信息，给绝育风险的流言煽风点火。他们这样做不仅出于宗教信仰，也源于愤怒。在斯瓦特山谷，1 名激进的神职人员在针对 1 所伊斯兰学校的袭击中失去了他的兄弟，他作为政府倡议代表利用电台表达自己的愤怒，这也阻碍了脊髓灰质炎疫苗接种运动。仅在斯瓦特地区，有 4000 名儿童没有接种疫苗 [12]。

在阿富汗边境的巴焦尔，美国轰炸了一所房屋，企图杀死基地组织中的 1 名领导人，这激怒了极端分子，进一步加剧了他们对脊髓灰质炎疫苗接种运动的抵抗。结果导致巴焦尔地区的 2000 名儿童没有接种疫苗。更糟糕的是，巴焦尔政府疫苗接种运动的负责人被武装分子暗杀。

美国增加了对巴基斯坦西北部同一地区的无人机袭击，这加剧了反叛分子和脊髓灰质炎疫苗接种工作间的紧张关系。受无人机袭击影响地区的塔利班指挥官呼吁，在无人机停止袭击之前，禁止在北瓦济里斯坦接种脊髓灰质炎疫苗。这导致有超过 16

万名儿童无法接种疫苗[13]。

2011 年，美国中央情报局在巴基斯坦的行动，加剧了人们对政府和国际行动的怀疑和不信任。为了确认奥萨马·本·拉登的藏身之处，美国中央情报局佯装开展肝炎疫苗接种活动作为掩护，让 1 名医生进入疑似本·拉登藏身之处并确认他的存在。巴基斯坦是世界上最后一批脊髓灰质炎病毒的藏匿国之一，当时该国的脊髓灰质炎根除工作正处于一个薄弱时期。小儿麻痹症的防治依赖于挨家挨户的疫苗接种，以确保每个儿童都接种疫苗。为了寻找本·拉登的住所而伪装挨家挨户地接种疫苗，无疑使人们对这种反反复复逐门逐户的脊髓灰质炎疫苗接种运动的信心和信任的减弱的状况雪上加霜。

2011 年，当美国中央情报局伪装疫苗接种运动的消息在英国《卫报》（*Guardian*）曝光时，惊动了免疫界和公共卫生界。在一些社区，对脊髓灰质炎疫苗及其西方供应商的质疑和不信任已经间不容发，有流言称，为了报复"9·11"事件，疫苗会让穆斯林绝育，同时也有人怀疑美国中央情报局与根除脊髓灰质炎运动有联系。

美国中央情报局伪造的免疫骗局不仅使公众疑云满腹，还进一步加剧了武装分子对脊髓灰质炎疫苗接种运动的抵制，以及他们对美国潜在动机的怀疑。

2012年12月17日—19日，有9名脊髓灰质炎工作人员死亡。4人在巴基斯坦西北部被杀，5人在该国另一端的卡拉奇被枪杀。同月，在边境的另一边，阿富汗的1名脊髓灰质炎工作人员被谋杀。阿尼萨是一个20岁出头的年轻女子，作为脊髓灰质炎疫苗接种员，在她第一天参加工作的路上 [14]，就收到过不许离开家的威胁信息。

2013年1月29日，1名警察被杀。他本应保护那些不顾风险继续工作的脊髓灰质炎疫苗接种员。

1 月 31 日，另有 2 名接种员丧生。

与在巴基斯坦的袭击类似，2013 年 2 月，尼日利亚卡诺州的 9 名脊髓灰质炎疫苗接种工作人员被谋杀。10 年前，卡诺州是脊髓灰质炎疫苗抵制运动的发源地 [15]。去年 10 月，2 名警卫在尼日利亚保护接种人员时也被杀害。这场战争不是针对脊髓灰质炎，而是针对脊髓灰质炎疫苗项目的。

暴力行为不仅针对脊髓灰质炎工作人员和脊髓灰质炎疫苗行动；而是地方和全球政治、价值观和宗教冲突的一隅。阿尼萨被杀后 2 个月，1 名持枪歹徒枪杀了现在举世闻名的马拉拉·优萨福扎伊（Malala Yousafzai），她曾为女孩的教育问题发声。2013 年 1 月，也就是 9 名脊髓灰质炎工作人员被杀的前 1 个月，武装分子轰炸了一座什叶派穆斯林少数民族清真寺，造成 120 人死亡。2013 年 9 月，白沙瓦的一座教堂有 80 多人被杀，原因仅是他们是基督徒。

2014 年，白沙瓦的一所学校被袭击，141 人遇难。这些攻击是对自由的侵犯，即选择上学、去教堂礼拜、提供或接受脊髓灰质炎疫苗的自由。

2013 年 3 月 6 日，巴基斯坦白沙瓦西北部开伯尔地区的一所医疗中心遭到炸弹袭击。该中心的 1 名脊髓灰质炎工作人员受伤，如果炸弹当天上午晚些时候在工作人员按计划开会时爆炸，那么将会有更多人可能受伤或死亡。最终，3 名行政官员和 5 名部落警察因玩忽职守被捕，而真正的杀人犯仍逍遥法外。

2013 年 3 月 7 日，3 名一同工作的脊髓灰质炎疫苗接种员遭到袭击，并受到"禁止试图为该地区儿童接种疫苗"的死亡威胁。这发生在距离被炸毁的医疗中心约 30 公里处，却没有人因这起袭击事件被捕。

2013 年 10 月，在巴基斯坦又发生了一起与脊髓灰质炎有关的杀人事件，这一次是 1 名警察和 1 名帮助运送脊髓灰质炎疫苗接种物资的和平组织的成员，这条新闻被视为传递给根除脊髓灰质炎运动的一个信号。随着美国中央情报局利用虚假肝炎疫苗接种计划确认奥萨马·本·拉登下落的消息传出，武装分子确信，这些脊髓灰质炎工作人员参与了美国的监视活动，以指导无人机的袭击。由此，美国利用接种疫苗作为寻找本·拉登的政治决策，排挤了更重要的全球安全问题背景下的全球卫生优先事项，这样的行为并非没有失信的后果 [16]。这场行动给阴谋论者以公信力，使流言更可信，并为那些已经怀疑国家或国际干预的人提供了一个全球性的"前车之鉴"。

2013 年 1 月，美国各地 12 所公共卫生学校的院长致信奥巴马总统，呼吁他永远不要再将秘密行动隐匿于公共卫生工作下。

9月，巴基斯坦政府强令"救助儿童会"劝退所有外籍工作人员。这一行动显然是美国中央情报局利用虚假疫苗接种作为掩护收集奥萨马·本·拉登行踪的后果。事实上，"救助儿童会"从未雇佣过为美国中央情报局服务的巴基斯坦医生，然而在政府眼中，其一定与美国中央情报局存在联系。在过去一个月里，至少8名在为巴基斯坦儿童接种脊髓灰质炎疫苗的联合国卫生工作人员，在不可饶恕的恐怖主义行动中被枪杀。尽管政治和安全议程必定会造成连带伤害，但作为一个开放社会，我们为这些伤害设定了界限，我们认为，这种虚假疫苗接种运动已超出了这些界限 [17]。

2014年5月，院长们收到回复。美国中央情报局局长证实，疫苗项目将不再用于任何作战用途，包括疫苗接种人员，他们也不会"寻求识别或利用

DNA 或遗传物质"（就像他们对本·拉登所做的那样），但为时已晚。

2014 年 8 月，世界卫生组织宣布，在人迹罕至的博尔诺州发现了 2 名被博科圣地武装分子藏匿的因脊髓灰质炎而瘫痪的儿童[18]。而人们本以为，2 年前在尼日利亚的病例，就是整个非洲的最后 1 例脊髓灰质炎病例。如果当地卫生监管部门和全球卫生界能够在 10 年前中断尼日利亚的抵制活动，而不是不理会早期的流言，并相信它们会以某种方式消失，或许世界现在已经彻底根除了脊髓灰质炎。相反，冲突、危险以及针对脊髓灰质炎工作人员的公开暴力，一直吞噬着根除脊髓灰质炎的努力。脊髓灰质炎在看似被消灭的几年后，再次重返尼日利亚。

2016 年 1 月 13 日，巴基斯坦根除脊髓灰质炎的运动遭遇挫折，此前，俾路支省首府奎达的脊髓灰质炎总中心附近发生炸弹爆炸，造成 13 名警察和另外 2 人死亡。巴基斯坦是这种致残性疾病的最后避难所之一 [19]。

2018 年 1 月，奎达西南的城市，38 岁的萨基娜·比比（Sakina Bibi）和她 16 岁的女儿里兹瓦纳（Rizwana）在给儿童输液时，2 名骑摩托车的枪手开枪打死了她们。2019 年 4 月 24 日，1 名枪手在巴基斯坦北部开枪打死了 1 名守卫脊髓灰质炎免疫小组的警察 [20]，并有 2 名脊髓灰质炎工作人员被杀。

这些情况显示了，由信仰驱动的情绪，在引发暴力、触动宗教和政治神经的疫苗接种运动中所起的作用。虽然巴基斯坦的状况对于根除脊髓灰质炎而言有其自身独特的一系列挑战，但限制其自由的根本问题与尼日利亚北部所面临的最大挑战大同小异。在那里（博科圣地），伊斯兰武装分子不仅威胁着脊髓灰质炎工作人员的日常生活和自由，还威胁着其他许多人。针对脊髓灰质炎疫苗的攻击只是针对自由、与西方世界的联系以及与武装分子不一致的信仰这众多攻击中的一个。

面对围绕脊髓灰质炎疫苗接种工作蝉联往复的暴力，根除脊髓灰质炎行动的国际监督委员会提出了这样一个问题："该做的工作都是由合适的人在做吗？传统上，该计划的重点在于技术和流行病疾控干预和活动，但现在不同了[21]。"

随着许多挑战超出了全球根除脊髓灰质炎计划的范围，情况只会变得愈发复杂。随着脊髓灰质炎工作人员的死亡和对疫苗接种的恐惧，病毒开始迅速传播。安全分析人士指出，圣战分子是一个新的风险，他们将脊髓灰质炎从巴基斯坦传播到其他国家。2012 年年初，从巴基斯坦到叙利亚的圣战分子数量有所增加。截至 12 月，叙利亚东部的代尔祖尔省发现两名脊髓灰质炎儿童濒临瘫痪。代尔祖尔省处于伊斯兰叛军的控制之下。而此前叙利亚已经有十年没有出现脊髓灰质炎病例了。

至 2013 年 11 月，脊髓灰质炎已经蔓延开来，导致叙利亚 36 名儿童瘫痪。至 2014 年 3 月，圣战分子过境后，伊拉克暴发了新的脊髓灰质炎病例[22]。经美国疾病预防控制中心基因测序的鉴定，该毒株来自巴基斯坦[23]。

消灭脊髓灰质炎的工作已经演变为表演其他闹剧的舞台，利用绝育的流言、质疑国际行动者的动机、对接种人员使用暴力。这些行为都是为了破坏被大多数人视为全球健康福祉的（疫苗接种）事务。

参 考 文 献

[1] *Calpol* is the brand name for a UK product used to treat infant fevers and colds.

[2] https://www.npr.org/sections/health-shots/2011/11/07/142098710/what-not-to-buy-online-lollipops-laced-with-chickenpox

[3] https://www.theglobeandmail.com/life/the-hot-button/how-many-licks-does-it-take-to-get-chicken-pox-parents-trade-vaccines-for-lollipops/article619035/

[4] Harford T. The pseudoscience of Blue Monday hits trust. *Financial Times,* January 26, 2019.

[5] Sabahelzain MM, et al. Towards a further understanding of measles vaccine hesitancy in Khartoum state, Sudan: A qualitative study. *PLoS One* 2019;14(6):e0213882.

[6] http://www.immunize.org/talking-about-vaccines/porcine.pdf

[7] Latiff R. Some Malaysians' rejection of vaccines fans fears of disease surge. July 6, 2016. Reuters. https://www.reuters.com/article/malaysia-vaccine-idUSL4N19R1KF

[8] https://www.thenewsminute.com/article/after-diphtheria-anti-vaccination-groups-oppose-measles-rubella-shot-kerala-govt-steps-69574

[9] https://www.buzzfeed.com/elfyscott/vaccines-are-not-halal-and-that-can-be-a-big-problem-for

[10] https://www.abc.net.au/news/2018-01-15/islamic-anti-vaxxers-undermining-diphtheria-vaccination-campaign/9325852

[11] Hussain A, et al. The anti-vaccination movement: A regression in modern medicine. *Cureus* 2018;10(7):e2919. doi:10.7759/

cureus.2919

[12] Walsh D. Polio cases jump in Pakistan as clerics declare vaccination an American plot. *The Guardian.* https://www. theguardian.com/world/2007/feb/15/pakistan.topstories3

[13] Kennedy J, et al. Islamist insurgency and the war against polio: A crossnational analysis of the political determinants of polio. *Globalization Health* 2015;11:40.

[14] Ledwith M. Tragic death of the Afghan girl who just wanted to change her country: Student shot dead as she helped in fight against polio. *Daily Mail* December 6, 2012. https://www. dailymail.co.uk/news/article–2244133/Afghan–girl–Anisa– worked–polio–volunteer–shot–dead–suspected–Taliban–attack. html

[15] http://www.diseasedaily.org/diseasedaily/article/least–nine– polio–workers–killed–nigeria–21113

[16] Iganatius D. A CIA gambit in Pakistan threatens a global vaccination program. *Washington Post.* May 29, 2012. https:// www.washingtonpost.com/opinions/a–cia–gambit–in– pakistan–threatens–a–global–vaccination–program/2012/05/29/ gJQAW6W1zU_ story.html?noredirect=on&utm_ term=. feef547a7d6b

[17] http://www.virology.ws/2013/01/08/deans–write–to–obama– about–cia–vaccine–scheme–in–pakistan/

[18] McKenna M. Polio returns to Nigeria for the first time in years. *National Geographic.* August 12, 2016. https://news.

nationalgeographic.com/2016/08/new–polio–cases–in–nigeria–
africa–vaccinations/

[19] https://www.scidev.net/south–asia/conflict/news/taliban–kill–
15–people–attack–polio–centre.html

[20] https://www.aljazeera.com/news/2019/04/gunmen–kill–polio–
vaccinator–southwestern–pakistan–190425105934848.html

[21] http://www.polioeradication.org/Portals/0/Document/Aboutus/
Governance/IMB/7IMBMeeting/7IMB_ Report_ EN.pd

[22] Akil L, Ahmad HA. The recent outbreaks and re–emergence
of poliovirus in war and conflict–affected areas. *J Infect Dis*
2016;49:40–46.

[23] McGirk T. How the bin Laden raid put vaccinators under
the gun in Pakistan. https://news.nationalgeographic.
com/2015/02/150225–polio–pakistan–vaccination–virus–
health/

第 8 章　疾病大流行与公众
Pandemics and Publics

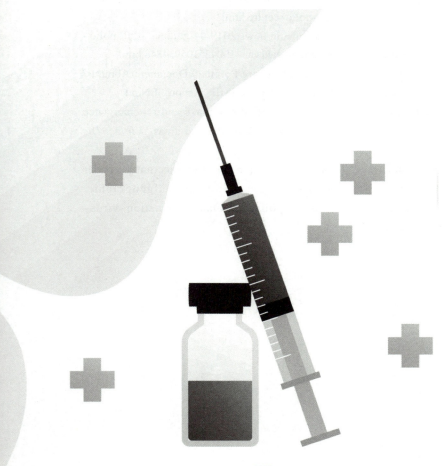

1918 年，世界面临毁灭性的 H1N1 流感大流行，它使全球 5 亿人患病，至少 5000 万人（甚至有人估算接近 1 亿人）死亡 [1]。当时没有可用的疫苗或治疗方法。而且可获得的信息有限，有些确实是未知的，但有些是为了让公众关注第一次世界大战而有意隐瞒的。这是自 14 世纪黑死病以来最致命的流行疾病。人们通过手写的信件获得前线亲人和流感传播的消息，而写信的前提是需要有确定的地址可供寄送。战场时光如电，亲人度日如年，世事瞬息万变。尽管世界各地有大量的死亡和致残病例，人们却并不恐慌，这可能是因为信息匮乏，也可能是因为人们对"流感"已经习以为常。

在印度，1918 年的流感大流行是在一场黑死病疫情暴发之后接踵而至的。到 1921 年，这场病疫情已导致近 1000 万人死亡。有关瘟疫的流言和孟买各地全面的消毒措施引发了恐慌，该市 85 万人口中近一半逃离了孟买，这助长了疾病在其他地区的传播 [2]。然而，尽管黑死病疫情引发了感染和情绪的蔓延，但 1918 年导致印度近 1800 万人死亡的 H1N1 流感却经历了截然不同的反馈 [3]。正如历史学家罗伯特·佩克汉姆（Robert Peckham）在《恐慌帝国》的介绍中所写的那样，"黑死病疫情激起了一场严重的恐慌，影响了殖民地政权和印度人口，引发了流言、骚乱、压抑，以及从城市中心大规模迁移的现象，而具有更高死亡率、更急骤死亡过程的流感疫情却没有带来任何明显的危机 [4]。"

100 年后，我们陷入了信息爆炸的泥潭。有些信息在传递中丢失，有些被有意篡改。我们可以相信哪些信息？我们能相信谁？什么是真实的，什么是"虚假的"？谁是真实的，谁是虚构的，谁是为了符合你的"朋友"形象而设计的，那些你从未谋面却"信任"的朋友？

人们对流感的认识和理解是建立对流感疫苗信任的驱动力。早在 2009 年，H1N1"猪流感"全球大流行的萌芽阶段，世界卫生组织便提示可能发生大范围的死伤，耸人听闻的新闻标题开始流传。在伦敦，最初的新闻标题提醒公众"10 万伦敦人将死于猪流感"，而接下来的几天里，情况有所缓和，但新闻报道仍继续发出警告，"可能有 65 000 人死于甲型 H1N1 流感"，许多文章希望唤起人们对 1918 年灾难性的"1918 年大流感"的记忆。尽管拉响了警报，但公众却泰然自若，全球 H1N1 疫苗的接种情况不尽人意。

在此背景下，那些不甚久远的 1976 年猪流感暴发的记忆也在流传。在那次疫情中，美国发起了一场疫苗接种运动，但却出了差错，结果显示出疫苗与神经系统疾病吉兰–巴雷综合征（Guillain–Barré syndrome）的风险增高存在联系。尽管 2009 年推广的疫苗是一种较新的、改进后的疫苗，但人们的记忆仍然难以抹去。

巴比伦式的混淆真相、部分真相和蓄意谎骗，已损害了公众对科学的信任。疫苗信心减退，怀疑疫苗的安全性甚至需求，整体构造由信任"专家"转变为听信邻居、朋友、同事间流传的"证据"，在线社交网络提醒我们几近重回启蒙时代。300年前，科学被认为是摆脱宗教教条的自由主义。而今天，科学已成为新的教条。对一些人来说，科学让人感觉难以企及、好说教、冷漠、远离人间烟火和世态人情。

相反，个人故事与宗教和哲学信仰正逐渐受到关注，比如一些人回归大自然，以取代科学证明的健康干预措施。人们普遍相信那些天然的、切实的、未被现代人篡改的东西。

尽管有大量科学证据证明了疫苗的价值和有效性，但公众可获得的疫苗信息却更加模糊。科学证据、真相、感知到的风险、流言、自己或他人的经历，清浊同流，播下怀疑的种子。然而，促使人们寻找替代证据的不仅仅是事实的不确定性。正如流行病学家史蒂芬·勒迪尔（Stephen Ledeer）正确指出的那样，"人们拒绝接受事实，不是认为事实是错误的，而是认为事实无关痛痒[5]"。人们相信其他方法，他们有不同的价值观。自然医学、替代医学、哲学和宗教主义正在蓬勃发展，为保持免疫系统强大和无疫苗提供了更多选择，并拥有了越来越多的追随者。

一般来说，成人疫苗的接种率比儿童疫苗低得多。但是 H1N1 疫苗在世界范围内的接种比例几乎为零，包括在卫生专业人员中也是一样的情况，这应该引起人们的警觉。

幸运的是，2009 年 H1N1 流感大流行的死亡人数远低于预期。但是，如果世界在应对下一场高风险大流行时，对疫苗的接受程度仍与应对 H1N1 时相同，我们可能就不会有那么幸运了。当下，不仅应该剖析问题，更应该付诸行动，在下一次疾病大流行暴发之前，建立公众的信任，并树立公共卫生界的威信。

世界卫生组织对全球流感可能导致死亡人数的夸大，促使政府大规模采购 H1N1 疫苗 [6]，引发了人们对世界卫生组织财务动机的猜测，以及有关世界卫生组织与制药企业之间关系的流言 [7]。仅法国就花了近 10 亿欧元购买了 9400 万支 H1N1 疫苗，但在其 6500 万人口中，只有 500 万人接种了疫苗，这被视为"惨败" [8]。新闻标题反映了人们的愤怒，"法国 H1N1 流感：从拒绝接种疫苗到警察暴动仅仅用了 7 天时间"。

公众反应的一个引人注目的方面，是时机问题。医生丹妮尔·奥弗里（Danielle Ofri）写下了一个关于患者情绪变化的辛酸故事。最初，他们渴望获得尚未上市的疫苗，但当疫苗上市时，人们对疫苗的兴趣已然消退，因为大流行似乎没有预期的那么致命。看起来"只是流感"。而现实中的情况却有所不同。2009 年的 H1N1 流感多导致青少年和健康成年人的死亡，这与通常的趋势不同，即年龄太小而无法接种疫苗的婴儿和其他免疫系统较弱者最有可能死于流感。奥弗里对这一趋势进行了总结，认为这是伴随疾病流行病学的"情绪流行病学"，指出了"以同样的紧迫性治疗两者（情绪和疾病）"的重要性 [9]。

在印度，卫生监管部门无法想象为什么他们宝贵的 2009 年 H1N1 疫苗会被卫生工作者拒绝。来自希腊、以色列、土耳其和中国的研究人员也在问"哪里出了问题？"许多疫苗专家开会讨论，试图搞清面对严重疫情的威胁时，为什么许多人仍不接受疫苗。他们最终报告的结论部分的标题为"公众对疫苗的信任危机"，这显得恰如其分。如果现在不采取行动提高公众对疫苗的信心，就有可能看到传染病灾难像过去一样卷土重来[10]。

2017—2018 年冬季，年度流感疫情形势严峻，美国估计有 4500 万人感染，超过 80 万人住院，6.1 万人死亡[11]。然而，尽管流感的严重程度和每年的死亡人数居高不下，但人们对这种常被称为"仅仅是感冒"的疾病不屑一顾。相较于 2014—2016 年西非暴发的埃博拉疫情引发的过度恐慌，美国对流感的反应截然不同，人们几乎漠不关心，尽管在美国，仅有 11 人因患埃博拉出血热而接受治疗，其中 2 人死亡。正如桑德曼在他定义风险认知的组成中所列，这符合"它是熟悉的，还是陌生的"这一项。

尽管流感造成了大量死亡，但对于"感冒"，人们往往过于轻敌了，除非你是一位因流感而失去孩子的母亲。在 2017 年调查当代传染病威胁的剧情片《看不见的敌人》（*Unseen Enemy*）首映会上，我坐在台下，旁边是格温（Gwen）和特里·兹万齐格（Terry Zwanziger）[12]。我们都在电影中接受了采访，并在这里与观众见面讨论。他们 17 岁的女儿香农（Shannon）死于流感。在经历了 1 周的"正常"感冒后，她被医生告知回家"休息即可"，然后她就在母亲的怀抱中去世了，此时离她发病仅仅 1 周的时间。

香农的父母从明尼苏达州坐火车来到纽约参加这次会面，此前他们从未来过纽约。这也是他们第一次看这部电影。当香农的故事出现在屏幕上时，我坐在他们旁边，可以感受到他们的情绪，看到他们的眼睛里涌出了泪水。很难想象这段经历有多痛苦，他们能来这里，面对纽约的观众谈论他们的至亲逝去，有多勇敢。

不出所料，有人提出"第一次看这部电影是什么感觉"的问题。特里毫不犹豫地说："其实，这并没有真实经历那么艰难。"他们谈到，对他们来说更重要的是，把自己的故事讲出来，提醒其他家长流感的严重性，即使对一个本来健康的青少年来说也是如此。格温谈到，她曾让女儿选择是否接种流感疫苗。但她的女儿选择不接种疫苗，格温非常后悔没有试图说服改变她。她自己也没有意识到，不接种疫苗的风险有多严重，流感可能会夺去女儿的生命。

格温谈到了她在"脸书"上的小组"流感妈妈"，在那里，孩子死于流感的妈妈们互相鼓励，分享她们的经历。她说，小组对她的帮助非常大，但这段记忆仍难以释怀。她现在的使命是要帮助他人，避免重蹈她家人的覆辙。

***

支持接种疫苗的个人和团体不断涌现，利用他们的个人经历创造一种不同的叙述方式，其中甚至包括孩子。

2019 年年初，俄亥俄州的少年伊桑·林登伯格（Ethan Lindenberger）在红迪网（Reddit）上发了一个帖子。他在"愚蠢的问题"页面上写道："我的父母有点愚蠢，他们不相信疫苗。现在我 18 岁了，我该去哪里接种疫苗呢？我这个年纪还能接种疫苗吗？"

他的问题成为主流新闻，最后直接站到国会听证会上发表演讲，主题是"疫苗拯救生命：是什么推动了可预防疾病的暴发 [13]"。

他在红迪网的帖子中讲述了他的故事，"正如标题所写的那样，我的父母认为疫苗是某种政府计划。这太愚蠢了，在这个话题上我与父母争论了无数次。但是，因为他们的信仰，我从来没有接种过疫苗，天知道我怎么还活着。但是，我现在已经是高三学生了，有了车，有了驾照，还有属于自己的钱。我认为，我现在可以为自己做决定了，但我从来没有与任何人谈论过这个话题。我还担心我得去一个高收费的地方，而不是在社区附近接种。欢迎大家提供任何建议。"

他在一条新帖子中写道："我预约了几周后去接种疫苗！我妈妈知道后非常生气，但我爸爸说，因为我已经 18 岁了，他不会干涉。虽然我妈妈试图说服我不要做这件事，但我不在乎，我知道这是我无论如何都要做的事情[14]。"

伊桑接种了疫苗，并开始了新一轮的疫苗倡导活动，他采取的是适应未来趋势的方式——网络。

2019 年 9 月，伊桑在布鲁塞尔由欧盟委员会主办的世界疫苗峰会上发表了讲话。在发言者的那一排，我坐在他的旁边，他看上去有点紧张，环顾着正式的大厅，这个大厅有点像联合国安理会会议厅的缩小版，上面挂着各国代表的名牌。他从容不迫地走上讲台，他有一个故事要讲，有一个信息要传递。他讲述道，他在一个认为疫苗是危险的家庭中长大，他母亲公开谈论，认为疫苗会导致自闭症。在他 18 岁时，法律允许他去接种疫苗，于是他决定违反母亲的意志，他坚信，他要振臂高呼，即使难以改变一意孤行的母亲，也要试图影响身边那些犹豫不决的人。他还强调了将从自己这一代人中得到的信息传递给同龄人的重要性。

但伊桑还有另一个诉求，那就是关于错误信息的问题，以及他认为需要用不同的方式来处理这个问题。"我在我的平台上要传达的不仅仅是疫苗是有效的，"他坚定地说，"还有关于疫苗的错误信息。"

"关于疫苗的错误信息可能有很多种形式，"他若有所思地继续说，听起来像是一名大学教授，"这不仅仅是关于不良反应的，甚至有一些错误的观点认为，关于疫苗的争论还在继续。这是假象。有关疫苗的争论就是一个谎言。这本身就是错误的信息。科学已证明了疫苗是安全有效的。让关于疫苗的争论合法化是危险的，这本身就是一个问题。"

"还有一些错误想法，认为反对疫苗的人是坏人，比如认为我母亲出于恶意，但事实绝非如此，她是一位慈爱的母亲。你可以设想……他们这样做的原因和我们今天在这里演讲的原因一样，都是出自对儿童安全的担忧。这就是为什么我母亲没有给我接种疫苗。所以澄清这种同理心、尊重和理解是非常重要的，而不是黑化对方和那些误入歧途的人，你要向他们伸出援手，搭起桥梁。"

"这种错误信息，很难改变。我的母亲可能永远不会改变她的观点，她至死都将相信疫苗会导致自闭症。但我们不应该就此黑化她和其他人，说他们才是问题所在，我们需要找到解决问题的办法。"

这是一位少年的呼声，是对善意、同理心和理解的呼吁。

＊＊＊

情绪正在高涨。虽然医学和科学权威机构都或多或少地期望旧的规则和等级制度能够坚守阵地，希望公众最终能够清醒过来，一些疾病的暴发会促使他们排队去接种疫苗，但是新的参与规则正在权威机构之外制订。新的关系正在建立，"证据"的新概念逐渐站稳脚跟。

疫苗正处于这些转变的风口浪头。这些转变渗入政府的工作流程中，它们在大企业中产生，在科学发现中革新，引领着数字革命的结果和奇迹。数字革命支持或颠覆了地方和全球政治，几乎触及地球上每一个人的生活。疫苗事业，从研发到交付，都无法逃脱围绕它的干扰。

当科学界在思考如何驾驭这种新关系时，公众已经开始行动，他们自己做研究，自己寻找证据，谷歌和社交媒体触手可及，越来越多志同道合的人组成的网络固化了他们的信仰和焦虑。早在 2002 年，也就是谷歌推出 4 年后，悉尼大学的朱莉·里斯克（Julie Leask）及其同事发表的一项研究结果表明，当在 7 个最常用的搜索引擎上搜索"疫苗接种"时，所有平台上前 10 个搜索结果中的 43% 都含有反对疫苗接种的内容；而在谷歌中，前 10 个结果中 100% 都含有反对疫苗接种的内容 [15]。

今天，我们正处于一种矛盾的局面，即拥有比以往任何时候都更先进的疫苗研究，更多的疫苗安全法规和流程，但公众对此却持怀疑态度。人们在问我们是否真的需要这么多疫苗？它们安全吗？为什么我们（公众）不能选择我们想要的？接种疫苗的真正动机是什么？政治利益？政府和制药公司的经济收益？是谁限制了我们的选择自由，影响了我们的宗教或其他信仰？

　　挑战之一是，卫生和免疫界花费如此之长时间小心翼翼地承受着个人日益增长的担忧和焦虑，以至于其中一些观点已经变得固化到不可挽回的地步，疫苗争论进一步加剧了更广的社会和政治的极端化。围绕疫苗展开的争论，已经与地缘政治问题、当地政治活动、宗教和其他信仰相关的身份、名人事业，以及对大自然的自古方兴未艾的虔诚交织在一起。有些人只是犹豫不决，但仍在继续接种疫苗，而另一些人则较为极端，将他们的反疫苗接种观点植入到从环保（反化学和反汞）组织到反政府控制、反对堕胎，甚至反对移民的其他情绪中，建立了远超出疫苗圈子的追随者。

　　尤为严峻的是对动机（如政治动机、商业动机和研究动机）的严重不信任，这引起了怀疑，超越了国家实体，延伸到国际卫生机构。人们是否会接受并愿意继续接受越来越多的疫苗，这个假设需要现实的检验。恰如一份关于反疫苗接种运动历史的出版物所总结的那样，"在现代社会，疫苗接种实际上是一项强制性要求，要求个人接受注射一种药物或药物制剂，这引起了强烈的反对。这种反对从第一次接种疫苗便存在了，至今没有中断，且很可能永远也不会消失[16]。"

然而，尽管古往今来出现了众多反对浪潮，但疫苗仍将是预防并有可能根除致残性和致命性疾病的重要工具。我们创造了一个依赖于它们的行星。

全世界公众将寻求和接受越来越多的疫苗，因为疫苗能实现公共卫生的目标，而仅仅挽救生命并不够。为了这个假说，全球疫苗事业需要重新启动。一些关于基本自由、拥有话语权和受到尊重的更加根深蒂固的信念，是无可辩驳的。疫苗需要在一个由情感、政治和原则组成的复杂网络中赋予意义，而这个网络比以往任何时候都更被公众所拥有。

1964 年，也是马丁·路德·金遇刺的 4 年前，他获得了诺贝尔和平奖，他的演讲提到了一个仍然存在的挑战。

现代人类把整个世界带到了一个令人敬畏的未来的门前。他们已经在科学上取得了惊世骇俗的成就，他们已经制造出能谋善断的机器和窥视遥不可及的星际空间的设备……这是一幅现代人类科技进步日新月异的绚丽图景。

然而，尽管科学技术取得了惊人的进步，而且未来仍将有无限的可能，但我们仍缺少一些基本的东西。与丰富的科学技术形成鲜明对比的是一种精神上的贫乏。我们学会了像鸟一样翱翔天空，像鱼一样畅游大海，但我们还没有学会"共存"这门简

单的艺术 [17]。

免疫接种已成为对我们合作能力的深度考验。病毒在全球的传播贯穿了人类历史，削减了人口数量，危及土著居民的生存，通过致残甚至致死扰乱家庭和社区的正常生产和社会生活 [18]。而疫苗阻断了这些疾病的传播，挽救了数百万人的生命，在某些情况下，还拯救了整个社区，就像 2005 年秘鲁政府紧急呼吁开展的乙肝疫苗接种运动，不仅仅是为了拯救个人的生命，也是为了防止整个土著群体走向灭绝。

今天，我们大多数人享受的生活质量依赖于疫苗。在许多方面，它是现代范围内最大的集体主义和合作共赢的社会经历之一。挑战在于，它依赖于一种社会契约，在反全球化、民族主义和民粹主义的大环境下，这种社会契约的结构正在瓦解。疫苗可以像过去一样，作为一种软外交形式，至少保持一个最基本的全球合作存在。

疫苗安全专家罗伯特·陈（Robert Chen）认识到我们对全球疫苗的依赖性，在一篇深度思考的文章中，描绘了"9·11"事件后的世界，并强调了人们对生物恐怖主义的担忧。他还提出了这样一个问题，人类是否能够胜任"不仅将我们与疫苗的关系作为一种生活方式维持下去，而且还要适应我们面对的每一种新的传染病和社会挑战"。

"在人类与传染病作永恒斗争的宏观图景中，我们只是处于一个新时代的曙光中，这个时代将无限期地需要免疫接种。人类是否会在社会上和科学上做出必要的适应，以维持和延续 20 世纪免疫接种取得的巨大成功，我们拭目以待[19]。"

最后，对此，我充满耐心和期待。

参考文献

[1] The 1918 influenza pandemic was also an H1N1 strain of the virus, which heightened public health concerns when it returned in 2009.

[2] Theuns–De Boer G. Bubonic plague in Bombay, 1896–1914. *IIAS Newsletter.* https://iias.asia/iiasn/25/regions/25SA1.html

[3] Barrett R, Brown PJ. Stigma in the time of influenza: Social and institutional responses to pandemic emergencies. *J Infect Dis* 2008 Feb 15;197(Suppl 1):S34–S7.

[4] Peckham R. *Empires of panic: Epidemics and colonial anxieties.* Hong Kong: Hong Kong University Press, 2015, 18.

[5] Leeder S. Epidemiology in an age of anger and complaint. *Intl J Epidemiol* 2017;46(1):1.

[6] Sturcke J, Bowcott O. Drug companies face European inquiry over swine flu vaccine stockpiles. *The Guardian.* January 11, 2010. http://www.theguardian.com/world/2010/jan/11/swine–flu–h1n1–vaccine–europe

[7] Cohen D, Carter P. WHO and the pandemic flu conspiracies. *BMJ* 2010;340:c2912.

[8] http://www1.rfi.fr/actuen/articles/121/article_ 6381.asp; Watel P et al. Dramatic change in public attitudes towards vaccination during the 2009 in–fluenza A(H1N1) pandemic in France. *Euro Surveill* 2013;18(44):20623. hlps://doi.org/10.2807/1560–7917. ES2013.18.44.20623 PMID: 24176658

[9] Ofri D. The emotional epidemiology of H1N1 influenza vaccination. *NEJM* 2009;361;27.

[10] Black S, Ruppuoli R. A crisis of public confidence in vaccines. *SciTransMed* 2010 Dec 8;2(61):61mr1.

[11] https://www.cdc.gov/flu/about/burden/estimates.htm#table1

[12] https://edition.cnn.com/2017/04/02/health/unseen−enemy−deadly−influenza−epidemic−gwen−zwanziger/index.html

[13] https://www.theverge.com/2019/3/5/18251807/senate−anti−vax−vaccines−congressional−hearing−ethan−lindenberger−ohio−teen

[14] https://www.reddit.com/r/IAmA/comments/apxlfk/im_ ethan_ an_ 18_ year_ old_ who_ made_ national/

[15] Davies, P., Chapman, S., Leask, J. Anitvaccination activists on the world wide web. *Archives of Disease in Childhood* 2002;87(1):22−25.

[16] Wolfe RM, Sharp LK. Antivaccinationists past and present. *BMJ* 2002; 325:430−432.

[17] https://www.nobelprize.org/prizes/peace/1964/king/26142−martin−luther−king−jr−acceptance−speech−1964/

[18] Oldstone MBA. *Viruses, plagues and history.* New York: Oxford University Press, 2000.

[19] Chen RT Evaluation of vaccine safety after the events of 11 September 2001: role of cohort and case−control studies. *Vaccine* 2004;22:2047−2053.

附录　专业术语释义
Abbreviations

英文术语	中文术语	释　义
adjuvants	佐剂	非特异性免疫增强剂，可增强机体对抗原的免疫应答
thimerosal	硫柳汞	广泛用做生物制品及药物制剂（包括许多疫苗）的防腐剂
genetically modified organisms（DMO）	基因修饰生物、转基因生物	指不通过交配、基因重组等自然途径，而是通过人工的操作途径，使得基因、遗传物质发生定向或随机改变的生物体
human chorionic gonadotrophin（hCG）	人绒毛膜促性腺激素	由胎盘的滋养层细胞分泌的一种糖蛋白，可作为早期妊娠及相关疾病的诊断、鉴别和病程观察的指征
alternative medicine	替代疗法	常规西医治疗以外的补充疗法
homeopathy	顺势疗法	同样的制剂治疗同类疾病，意思是为了治疗某种疾病，需要使用一种能够在健康人中产生相同症状的药剂
naturopathy	物理疗法	透过物理媒介和原理作用于人体，以防治疾病的方法
herd immunity	群体免疫	病原传入某一动物群体时，动物群体中的大部分个体因接种疫苗而获得免疫力，也使其他没有免疫力的个体间受到保护而不被传染

autism	自闭症	在认知、语言及人际沟通等方面存在障碍的疾病
Ebola	埃博拉	一种能引起人类和其他灵长类动物产生埃博拉出血热的烈性传染病病毒
mass psychosomatic illness（MPI）	群体心因性疾病	通常是由压力、恐惧或情绪困扰引起的心理疾病
bubonic plague	腺鼠疫	也称黑死病，鼠疫耶尔森菌引起的传染病
Zika virus	寨卡病毒	通过蚊虫叮咬传播，孕妇感染寨卡病毒后，新生儿多发小头畸形
microcephaly	小头畸形	由遗传或环境因素引起患儿头围较同龄同性别正常小儿低 2 个标准差以上，常伴有神经系统发育障碍
chickenpox	水痘	由水痘 – 带状疱疹病毒初次感染引起的急性传染病
smallpox	天花	感染痘病毒引起，是最早被彻底消灭的人类传染病
monkey pox	猴痘	由猴痘病毒引起，与天花病毒同属正痘病毒属
multiple sclerosis（MS）	多发性硬化	以中枢神经系统白质炎性脱髓鞘病变为主要特点的自身免疫病
plague	瘟疫	由于一些强烈致病性物质，如细菌、病毒引起的传染病
Guillain–Barré syndrome	吉兰 – 巴雷综合征	常见的脊神经和周围神经的脱髓鞘疾病，又称急性特发性多神经炎或对称性多神经根炎，临床上表现为进行性上升性对称性麻痹、四肢软瘫，以及不同程度的感觉障碍

cholera vaccine	霍乱疫苗	预防霍乱弧菌引起的烈性肠道传染病的疫苗
diphtheria,pertussis, and tetanus（DPT）vaccine	白喉、百日咳和破伤风（百白破）疫苗	预防百日咳、白喉、破伤风三种疾病，是国家免疫规划程序中的疫苗之一，接种对象为 3—24 月龄幼儿
tetanus, diphtheria, and pertussis（Tdap）vaccine	百白破疫苗	多用于 7 岁以上青少年和成人，如孕妇接种可预防新生儿百日咳
tetanus–diphtheria vaccination	破伤风 – 白喉（白破）疫苗	由于 4 岁以后儿童患百日咳的机会减少，6 岁时加强免疫，不再使用百白破三联制剂而使用白破疫苗强化注射即可
tetanus vaccine	破伤风疫苗	由破伤风类毒素制成的，预防破伤风梭菌感染的主动免疫方式
hepatitis B vaccine	乙型肝炎疫苗	预防由乙型肝炎病毒造成的可能威胁生命的肝脏感染的疫苗，为基因工程疫苗
human papilloma virus（HPV）vaccine	人乳头瘤病毒疫苗	HPV 作为宫颈癌发生的必要病因，其疫苗接种和筛查可以大幅度降低宫颈癌的发病率和死亡率
measles, mumps, and rubella（MMR）vaccine	麻疹、腮腺炎和风疹（麻风腮）疫苗	麻疹、风疹和流行性腮腺炎是儿童常见的传染性疾病，由空气飞沫传播
meningitis vaccine	脑膜炎疫苗	A 群 C 群脑膜炎球菌多糖疫苗，可用于预防 A 群和 C 群脑膜炎球菌引起的流行性脑脊髓膜炎
polio vaccine	脊髓灰质炎疫苗	脊髓灰质炎感染可出现迟缓性神经麻痹并留下瘫痪后遗症，故常称"小儿麻痹症"

致　谢
Acknowledgments

　　本书提及的概念和研究在过去十年来不断深入，但大部分写作于近几年完成，而围绕这些问题的争议则愈发喧嚣尘上。

　　我的观点时常不被欢迎，因为我质疑了公共卫生界的一些运作模式，并发声支持公众表达的一些令人不快的担忧和质疑。我觉得，我们作为科学的公共卫生团体，需要倾听。我们可以安坐在对"疫苗的价值取决于接种疫苗的人数"这一认知的肥皂泡上，但这种认知正在迅速过时。我们面临的挑战要比这一问题深远得多，就像书中探讨的那样。

　　我的丈夫彼得（Peter）[①]不仅是我撰写本书的力量源泉，更是我坚守信仰的力量源泉。正如歌中所唱"不要被那些琐

[①]　彼得·皮奥特（Peter Piot），本书著者拉森教授的丈夫，著有《时不我待》，讲述作者经历的埃博拉病毒和艾滋病病毒的发现，以及作为首位联合国艾滋病规划署主任的经历等。

事牵绊"，当我利用宝贵的暑假、夜晚和周末撰写本书时，他为我烹饪美味佳肴，为鼓励我从不吝掌声。没有他持之以恒的耐心、关爱和支持，我很难坚持完成写作。

虽然我的父母已经过世，但我的父亲如果看到这种积极的精神依然存在，一定会含笑九泉。我的继母帕特（Pat）、哥哥杰弗里（Jeffrey）及其家人，以及继子女和孙辈，他们一直都是我的开心果和精神支柱。

在本书出版过程中，我研究并回应了各种关于初稿提案和大纲的评审意见，其间查德·齐默尔曼（Chad Zimmerman）提供了巨大帮助。在整个写作过程中，他总是提出关键问题，并给出深思熟虑的反馈。莎拉·汉弗莱维尔（Sarah Humphreville）及牛津大学出版社团队精心完成了从图书出版到营销的整个过程，与他们的合作非常愉快。

学术研究成果是本书的根基，在此我特别要感谢沃尔特·奥伦斯坦（Walt Orenstein）和迈克尔·高威（Michael Galway）。10 年前，他们还在比尔和梅林达·盖茨基金会（Bill & Melinda Gates Foundation）任职时，便认识到本研究的必要性，所以他们不惜另辟蹊径帮助我们在 2010 年获得了第

致　谢

一笔基金。这笔基金成就了现在的"疫苗信任项目"（Vaccine Confidence Project™）。

正由于得到这笔资助，我才有幸聘请宝琳·帕特森（Pauline Paterson）和李·巴克（Lee Barker）来帮助我们启动研究项目，并建立我们的媒体监测系统和数据库。我还要感谢我们的首批合作者拉里·马多夫（Larry Madoff）和约翰·布朗斯坦（John Brownstein），他们帮助我们将一个检测疾病暴发的媒体监测平台升级为一个检测可能对免疫接种计划构成威胁的关于疫苗流言和错误信息的平台。

此外，借助基金，我们召集了国际顾问委员会，他们提供了决断性观点，并向我们提出了许多重要问题，以供我们为项目建立长期战略时参考，这其中的价值无法估量。我想感谢所有成员，他们中的许多人一直坚持参与我们的工作，他们是罗伊·安德森（Roy Anderson）、纳兰德拉·库马尔·阿罗拉（Narendra Kumar Arora）、马达范·拉姆·巴拉里斯南（Madhava Ram Balakrishnan）、詹·布霍费尔（Jan Bonhoeffer）、路易斯·库珀（Louis Cooper）、西罗·戴·夸德罗斯（Ciro de Quadros）、迈克尔·高威（Michael Galway）、罗伯特·戈布尔（Robert Goble）、阿德尼凯·格兰杰（Adenike Grange）、肯尼斯·哈提干（Kenneth Hartigan–Go）、大卫·海曼（David Heymann）、塞缪尔·卡茨（Samuel Katz）、纳瓦·克里夫（Najwa Khuri–bulos）、拉杰·库玛尔（Raj Kumar）、朱莉·利斯克（Julie Leask）、格伦·诺瓦克（Glen Nowak）和帕特里克·朱伯（Patrick Zuber）。

在"疫苗信任项目"的早期阶段提出真知灼见的专家还有佐勒菲卡尔·布塔（Zulfiqar Bhutta）、莱谢克·博里塞维奇（Leszek Borysiewicz）、加布里埃尔·菲茨杰拉德（Gabrielle Fitzgerald）、阿德尔·穆罕默德（Adel Mahmoud）、埃德·马库塞（Ed Marcuse）、保罗·奥菲特（Paul Offit）、萨德·奥默（Saad Omer）、穆罕默德·帕特（Muhammad Pate）、斯坦利·普罗金（Stanley Plotkin）和海伦·里斯（Helen Reese）。在 2010 年，我很荣幸地被邀请主持由安格斯·汤普森（Angus Thompson）和迈克尔·沃森（Michael Watson）组织的一场新式圆桌会议，当时诸多学者集思广益，提供的许多故事也将在书中呈现。

我要感谢我所在的世界卫生组织（WHO）疫苗评估战略咨询专家组，因为这是一个具有非凡意义的平台。其于

致　谢

2012 年建立，目的是为了找出疫苗犹豫的决定因素，并力图解决后续发现的问题。我在书中提出的一些问题也受到了专家组讨论的影响。专家组的其他成员包括莫乎亚·乔杜里（Mohuya Chaudhuri）、夏娃·杜贝（Eve Dubé）、菲利普·杜克洛（Philippe Duclos）、尤哈尼·斯科拉（Juhani Eskola）、布鲁斯·格林（Bruce Gellin）、苏珊·戈德斯坦 Susan Goldstein、马哈曼·劳阿里（Mahamane Laouali）、梁晓峰（Xiaofeng Liang）、诺丽·麦克唐纳德（Noni MacDonald）、亚瑟·莱因戈尔德（Arthur Reingold）、梅勒妮·舒斯特尔（Melanie Schuster）、蒂连·弗朗西丝·托罗·托雷斯（Dilian Francisca Toro Torres）、肯赞·策林（Kinzang Tshering）和周玉清（Yuqing Zhou）。

　　最后，我特别要感谢所有与我一起建立"疫苗信任项目"的人们，以及不断给我启发和鼓舞的人们。我们一起创立了一个规模宏大的全球性案例研究资源、崭新的研究方法，以及全球疫苗情结和信念时空图谱。我将在书中多个章节提到这个图谱。相关研究人员包括穆罕默德·阿弗拉比（Muhammed Afolabi）、阿布拉尔·阿拉玛瑞（Abrar

Alasmari）、雷切尔·阿尔特（Rachel Alter）、丹尼尔·阿图斯（Daniel Artus）、李·巴克（Lee Barker）、艾瑞克·伯杰（Eric Berger）、克里斯蒂·布拉汉姆（Christy Braham）、特雷西·钱特勒（Tracey Chantler）、詹爱玲（Ai Ling Chiam）、杰里米·邱（Jeremy Chiu）、理查德·克拉克（Richard Clarke）、莎拉·达达（Sara Dada）、茱莉亚·达科（Julia Darko）、罗尚·达里亚纳尼（Roshan Daryanani）、丹尼尔·埃普斯坦（Daniel Epstein）、亚历山大·德菲格雷多（Alexandre de Figueiredo）、克里斯汀·德格拉夫（Kristen de Graaf）、谢尔曼·丹尼（Chermain Denny）、杰·道勒（Jay Dowle）、罗宾·益柯（Robyn Eakle）、伊丽莎白·埃克斯伯格（Elisabeth Eckersberger）、路易莎·恩瑞亚（Luisa Enria）、米歇尔·方（Michelle Fong）、马克·弗朗西斯（Mark Francis）、艾萨克·加奈（Isaac Ghinai）、苏菲·格雷戈（Sophie Gregg）、凯伊·韩（Kaiyi Han）、瓦莱丽·海伍德（Valerie Heywood）、苏珊娜·赫斯特（Suzanne Hurst）、凯特琳·杰瑞特（Caitlin Jarret）、艾米丽·卡拉芙莱克斯（Emilie Karafillakis）、埃利斯·柯琦（Eliz Kilich）、安东尼斯·科索利斯（Antonis

Kousoulis）、佩尔·库默尔沃德（Per Kummerwold）、谢莉·里斯（Shelley Lees）、扎卡里·莱文·塔季扬娜·马克斯（Zachary Levine Tatjana Marks）、山姆·马丁（Sam Martin）、桑德拉·穆尼耶·杰克（Sandra Mounier-Jack）、吉莉安·麦凯（Gillian McKay）、托马斯·穆尼（Thomas Mooney）、阿斯特丽德·帕雷斯（Astrid Parys）、宝林·帕特森（Pauline Paterson）、多萝西·培帕拉（Dorothy Peprah）、西蒙·皮翁泰克（Simon Piatek）、埃莉诺·雷诺兹（Eleanor Reynolds）、雷切尔·普尔（Rachel Pool）、马赫什·拉瓦尔（Mahesh Rawal）、威廉·舒尔茨（William Schulz）、岛美千代（Michiyo Shima）、克拉丽莎·西马斯（Clarissa Simas）、大卫·MD. 史密斯（David MD Smith）、伊丽莎白·斯莫特（Elisabeth Smout）、菲奥纳·孙（Fiona Sun）、奈沙·桑达拉姆（Neisha Sundaram）、安格斯·腾倍（Angus Tengbeh）、达利亚·泽科纳伊（Daria Tserkovnay）、艾米丽·沃伦（Emily Warren）、凯蒂·怀特赫斯特（Katie Whitehurst）和罗斯·威尔森（Rose Wilson）。虽然我们的全球合作网络在不断扩大，但在此我想感谢一些在我撰写本书过程中对我的思想有所影响的长期合作者，他们是苏密

特·阿加瓦尔（Sumeet Agarwal）、尼克·琼斯（Nick Jones）、罗伯特·坎瓦奇（Robert Kanwagi）、尼德库·基伦佐（Nduku Kilonzo）、加布里埃尔·莱昂（Gabriel Leung）、克里斯·默里（Chris Murray）、罗伯特·佩卡姆（Robert Peckham）、兰斯·罗德瓦尔德（Lance Rodewald）、詹姆斯·罗宾（James Rubin）、皮尔斯·范达姆（Pierre VanDamme）、亚历克斯·福斯特斯（Alex Vorsters）、米切尔·韦斯（Mitchell Weiss）、查尔斯·威尔逊（Charles Wiysonge）和吴乔（Joe Wu）。我还想感谢约翰尼·希尔德（Johnny Heald）、伊贾兹（Ijaz）和莎拉·吉拉尼（Sara Gilani），他们自 2015 年以来在维护"疫苗信任指数"（Vaccine Confidence Index™）中给予我们鼎力支持和长期合作，为书中许多论点提供了重要参考。

　　还有许多人的想法、问题和观点影响了本书的主题塑造和创作过程。感谢你们！当今世界正在寻求一种"新常态"。在新冠肺炎疫情暴发之前，我围绕本书进行的许多谈话都是关于对这种"新常态"的需求，而现在我们无法再推托了。没有任何"陈规旧习"能遏制我们新的思考。